Diagnostische Radiologie
der Mamma

Diagnostische Radiologie der Mamma – Fallsimulationen und Übungen

Befundmuster erkennen und im klinischen Kontext bewerten

Torsten B. Möller
Emil Reif

258 Abbildungen

1997
Georg Thieme Verlag Stuttgart · New York

Dr. Torsten B. Möller
Dr. Emil Reif
Gemeinschaftspraxis
Am Caritas-Krankenhaus
Werkstraße 1
66763 Dillingen

Einbandgestaltung:
Martina Berge, Erbach-Ernsbach

Die Deutsche Bibliothek – CIP-Einheitsaufnahme
Möller, Torsten B.:
Diagnostische Radiologie der Mamma : Fallsimulationen und Übungen ; Befundmuster erkennen und im klinischen Kontext bewerten / Torsten B. Möller ; Emil Reif. – Stuttgart ; New York : Thieme, 1997
NE: Reif, Emil :

Geschützte Warennamen (Warenzeichen) werden nicht besonders kenntlich gemacht. Aus dem Fehlen eines solchen Hinweises kann also nicht geschlossen werden, daß es sich um einen freien Warennamen handele.
Das Werk, einschließlich aller seiner Teile, ist urheberrechtlich geschützt. Jede Verwertung außerhalb der engen Grenzen des Urheberrechtsgesetzes ist ohne Zustimmung des Verlages unzulässig und strafbar. Das gilt insbesondere für Vervielfältigungen, Übersetzungen, Mikroverfilmungen und die Einspeicherung und Verarbeitung in elektronischen Systemen.

© 1997 Georg Thieme Verlag
Rüdigerstraße 14, D-70469 Stuttgart

Printed in Germany

Satz: primustype Robert Hurler GmbH, D-73274 Notzingen, gesetzt auf Textline mit HerculesPro
Druck: K. Grammlich, D-72124 Pliezhausen
Bindung: Held, 72108 Rottenburg

GTV ISBN 3-13-106071-9   1 2 3 4 5 6

In gleicher Aufmachung ist erschienen:

**Diagnostische Radiologie des Thorax –
Fallsimulationen und Übungen**

Torsten B. Möller
Emil Reif

Wichtiger Hinweis: Wie jede Wissenschaft ist die Medizin ständigen Entwicklungen unterworfen. Forschung und klinische Erfahrung erweitern unsere Erkenntnisse, insbesondere was Behandlung und medikamentöse Therapie anbelangt. Soweit in diesem Werk eine Dosierung oder eine Applikation erwähnt wird, darf der Leser zwar darauf vertrauen, daß Autoren, Herausgeber und Verlag große Sorgfalt darauf verwandt haben, daß diese Angabe **dem Wissensstand bei Fertigstellung des Werkes** entspricht.
Für Angaben über Dosierungsanweisungen und Applikationsformen kann vom Verlag jedoch keine Gewähr übernommen werden. **Jeder Benutzer ist angehalten**, durch sorgfältige Prüfung der Beipackzettel der verwendeten Präparate und gegebenenfalls nach Konsultation eines Spezialisten festzustellen, ob die dort gegebene Empfehlung für Dosierungen oder die Beachtung von Kontraindikationen gegenüber der Angabe in diesem Buch abweicht. Eine solche Prüfung ist besonders wichtig bei selten verwendeten Präparaten oder solchen, die neu auf den Markt gebracht worden sind. **Jede Dosierung oder Applikation erfolgt auf eigene Gefahr des Benutzers.** Autoren und Verlag appellieren an jeden Benutzer, ihm etwa auffallende Ungenauigkeiten dem Verlag mitzuteilen.

Vorwort

Diese Buchreihe befaßt sich mit der spielerischen Seite des Lernens: Mit dem Frage- und Antwortspiel, das leichtfüßig Wissen vermittelt oder vorhandenes Wissen auffrischt ohne ins „trockene" Lernen zu gleiten. Trotz des spielerischen Charakters wird die Realitätsnähe gesucht: Am gezeigten Bild orientieren sich die Diagnosefindung und die differentialdiagnostischen Überlegungen. So läuft dies nicht nur in Prüfungen, sondern vor allem auch in der täglichen Routine ab. Um für diese Anforderungen gerüstet zu sein, wurde besonderer Wert auf alltägliche Frage- und Problemstellungen gelegt. Daß daneben eine Systematik der Erkrankungen unter Berücksichtigung der wichtigsten Krankheitsbilder durchgeführt wird, passiert „subkutan", soll die Freude am Frage- und Antwortspiel nicht mindern.

Ein besonderer Reiz geht bei diesem Buch von den vielen Querverweisen, insbesondere in Richtung Ultraschall und Kernspinmammographie sowie insbesondere Palpationsbefund, aus. So läuft auch die moderne Befundung eines Mammographiebildes ab: stets mit körperlichem Untersuchungsbefund und dem Blick auf weiterführende diagnostische Maßnahmen, wenn sinnvoll. Hier ein Gespür zu bekommen, den Reiz, die Verantwortung, aber auch die Schwierigkeiten und Irrtümer zu erfassen, ist mit eine der Aufgaben des Bandes: zu erfahren, daß Mammadiagnostik und somit auch die Mammographie gerade wegen ihrer hohen Verantwortung ein komplexes Geschehen unter Einbeziehung jeder nur möglichen und sinnvollen Zusatzinformation ist. Die einem Übungsbuch angepaßte Beschränkung auf exemplarische Fälle war für dieses Ansinnen hilfreich und ermöglichte zudem den spielerischen Charakter des Frage- und Antwortspieles und damit die Freude an der Selbstprüfung aufrechtzuerhalten. Abgerundet wird dieses Buch durch differentialdiagnostische Überlegungen an Befunden mit ähnlichem Bildmuster.

Besonderer Dank bei der Erstellung des Buches gilt unseren Kollegen Dr. Klaus Kuhnen und Dr. Christa Weller-Schweizer für ihre Mitarbeit und Unterstützung des Buchprojektes.

Bei der Bearbeitung des Buches halfen uns weiter Frau Gabriele Müller, Frau Vera Lang und Frau Ursula Barth.

Vielen Dank auch Herrn Dr. med. Thomas Scherb vom Thieme Verlag, der mit vielen guten, von fundierter Kenntnis zeugenden Vorschlägen sehr zum Gelingen der Reihe beigetragen hat.

Dillingen, im Frühjahr 1997   Torsten B. Möller
                                      Emil Reif

1

50jährige beschwerdefreie Patientin. Kein Tastbefund. Die Patientin wünscht selbst eine Mammographie, da sie in letzter Zeit soviel über Brustkrebs gehört hat.

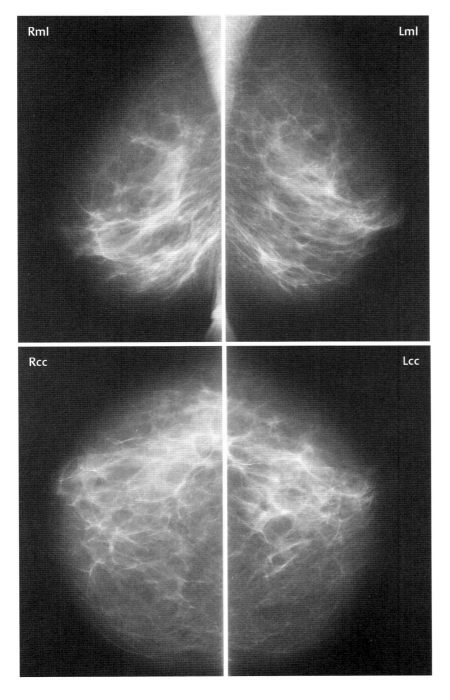

Fragen:

- Welchen Befund können Sie erheben?
- Sind Zusatzuntersuchungen erforderlich?

Befund:

Symmetrisch angelegtes Brustdrüsenparenchym ohne umschriebenen Herdbefund, keine Verkalkungen. Zusatzuntersuchungen sind nicht erforderlich.

Diagnose:

Unauffällige Basismammographie.

Kommentar:

Die Patientin hat mit ihrem Wunsch nach einer Mammographie nicht unrecht. Vor 20 Jahren erkrankte in Deutschland jede 20. Frau an einem Mammakarzinom. Heute geht man von jeder 14. Frau aus, in den USA bereits von jeder 9. Wenn Patientin, betreuender Arzt und der Mammographeur vom Sinn einer regelmäßigen Mammographie (Screening) überzeugt sind, wird man dieser 50jährigen Patientin zunächst jährliche Kontrolluntersuchungen vorschlagen, um dann mit zunehmendem Alter im weiteren Verlauf auf größere Kontrollabstände überzugehen. Bei diesem Vorgehen und der guten Beurteilbarkeit des Brustdrüsenparenchyms ist die Wahrscheinlichkeit, daß man ein sich entwickelndes Mammakarzinom in einem frühen Stadium entdeckt, sehr groß.

2

70jährige beschwerdefreie Patientin. Kein tastbarer Befund. Die Patientin kommt auf Anraten ihres Gynäkologen, da bisher noch keine Mammographie durchgeführt wurde.

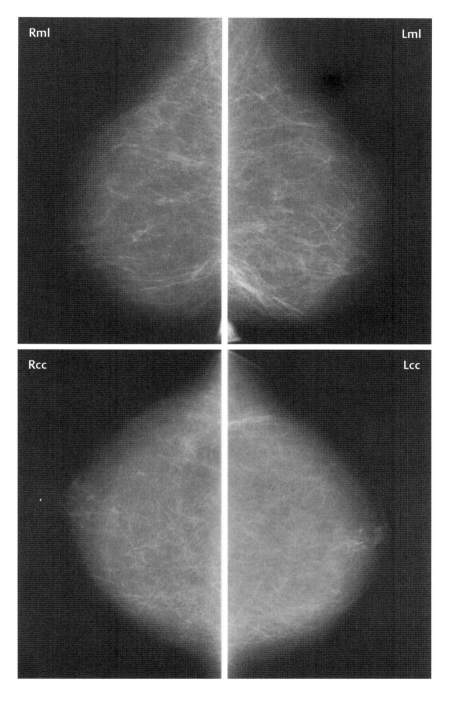

Fragen:

- Welchen Befund können Sie erheben?
- Sind zusätzliche Untersuchungen erforderlich?

Fall 2

Befund

Seitengleiche Involution des Brustdrüsenparenchyms ohne Herdbefund. Keine suspekten Verkalkungen.
Zusatzuntersuchungen sind nicht erforderlich.

Diagnose:

Involutionsmamma bds. ohne suspekten Herdbefund.

Kommentar:

Ähnlich wie in Fall 1 (S. 1) handelt es sich um einen altersentsprechenden Normalbefund. Unter Berücksichtigung einer normalen Tumorentwicklung sind bei dem Alter der Patientin Mammographiekontrollen in 2- bis 3jährigen Abständen ausreichend.

Bei Mammographieaufnahmen wie im vorliegenden Fall wird in der Beschreibung gelegentlich der Begriff „leere Mamma" verwendet. Dieser Begriff ist gefährlich, impliziert er doch, daß in einer „leeren Mamma" nichts passieren kann. Auch in einer Involutionsmamma ist Brustdrüsenparenchym vorhanden, welches entarten kann! Der typische Fall ist das szirrhöse Karzinom, hierfür werden Sie später Beispiele finden.

3

64jährige Patientin.
Sie tastet seit 3 Jahren einen Knoten in der linken Mamma, der langsam wächst. Die Patientin hat aus Angst, daß es Krebs sein könnte, nichts unternommen. Der Befund ist dem Hausarzt bei einer Routineuntersuchung aufgefallen. Man tastet einen schlecht verschieblichen großen Knoten mit Hauteinziehung und verdickter Kutis (Plateauphänomen). In der Axilla sind mehrere Lymphknoten tastbar.

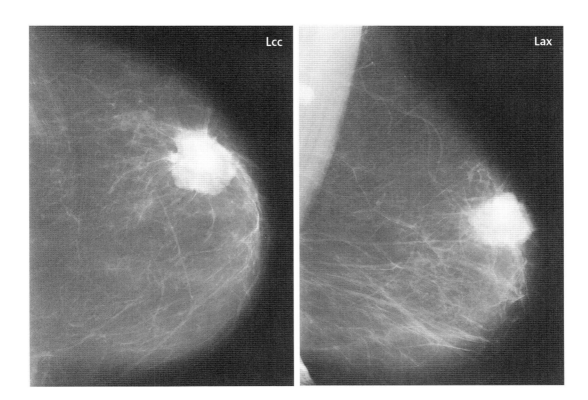

Fragen:

- Wie lautet Ihre Diagnose?
- Welche zusätzlichen Untersuchungen sind erforderlich?

Fall 3

Befund:

Großer, polygonal begrenzter Tumor, in Teilbereichen mit streifigen Ausläufern in das Brustdrüsenparenchym. Über verdickte Cooper-Ligamente Infiltration der Kutis. Teilweise abgebildet ist ein strahlendichter axillärer Lymphknoten (ohne hypodense Zone wie bei fettiger Degeneration bzw. Hilus eines benignen Lymphknotens).

Diagnose:

Großes, die Kutis infiltrierendes Mammakarzinom mit axillären Ausläufern.

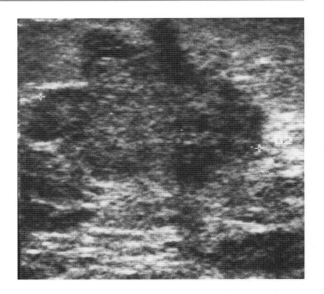

Kommentar:

Der Befund ist eindeutig, Zusatzuntersuchungen zur Diagnosesicherung sind nicht erforderlich. Selbstverständlich werden Sie (allein aus Interesse) den Schallkopf auf den Tumor halten – und in diesem Fall einen großen Tumor ohne dorsale Schallauslöschung finden (oben rechts) – sowie die Axilla schallen, um einen Überblick über das Ausmaß der axillären Metastasierung zu bekommen (in der Mammographie ist nur einer der von Ihnen in der Axilla getasteten Lymphknoten abgebildet). Aufgrund des langen Verlaufes, der Tumorgröße und der axillären Metastasierung ist eine hämatogene Metastasierung zum Zeitpunkt der Diagnosestellung sehr wahrscheinlich. Eine diesbezügliche Diagnostik wird erst 6 Wochen nach der Operation durchgeführt. Die Knochenszintigraphie zeigt multiple Skelettmetastasen. Die Beschwerden durch die Metastasen waren im übrigen Anlaß für die zur Diagnose führende Untersuchung durch den Hausarzt. Dieser Fall ist diagnostisch unkompliziert, demonstriert jedoch die immer noch vielfach mangelnde Zusammenarbeit zwischen Hausarzt/Gynäkologen/Radiologen und Operateur.

4 76jährige Patientin.
Sie hat beim Waschen einen Knoten in der linken Mamma getastet.

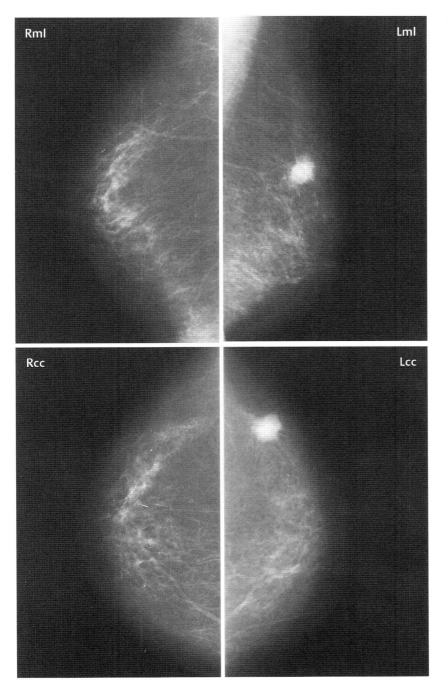

Fragen:

- Wie lautet Ihre Diagnose?
- Beschreiben Sie die Kriterien, die zur Diagnose führen! Sind zusätzliche Untersuchungen erforderlich?

Fall 4

Befund:

Ca. 1,5 cm großer, unscharf begrenzter Verdichtungsbezirk mit radiären Ausläufern oben außen links. Im Tumor selbst einzelne Mikroverkalkungen. Zusätzlich beidseits einzelne, lanzettförmige, radiär zur Mamille ausgerichtete Verkalkungen im Brustdrüsenparenchym.

Weiterführende Untersuchungen sind nicht erforderlich. Auch in diesem Fall werden Sie den Befund sonographisch darstellen (s. unten) und den klassischen Befund eines Mammakarzinoms mit echoarmen, polygonal unscharf begrenzten Knoten mit dorsaler Schallauslöschung finden. Wichtig ist die Ultraschalluntersuchung auch deshalb, weil sie schnell und unkompliziert einen Überblick über den axillären Lymphknotenstatus gibt.

Diagnose:

Szirrhöses Mammakarzinom links. *in Involutionsmamma*

Kommentar:

Der Fall eignet sich gut, um die klassischen Kriterien des umschriebenen, überwiegend szirrhös wachsenden Karzinoms darzustellen:

- *Zellreichtum:* Karzinomgewebe ist durch einen höheren Zellgehalt bzw. auch einen geringeren Anteil von Fettgewebe als normales Mammagewebe gekennzeichnet. Dies bedingt eine höhere Strahlenabsorption: Das Tumorgewebe ist mammographisch dichter. Dieser Befund ist unterschiedlich ausgeprägt und bei szirrhösen Karzinomen häufig weniger deutlich als bei überwiegend knotig wachsenden Karzinomen (z. B. medulläres Karzinom).
- *Infiltration:* Zeichen des infiltrativen Wachstums ist die unscharfe Randkontur, die je nach Wachstumsgeschwindigkeit des Tumors und seinem Stromaanteil unterschiedlich ausgeprägt ist.
- *Sternform:* Das infiltrative Wachstum des Tumors bezieht die umgebenden Strukturen und Bindegewebsstränge mit ein und führt durch reaktive Schrumpfungs- und Vernarbungsprozesse zur „Sternform".
- *Mikrokalk:* Bis zu 90% der sternförmig wachsenden Karzinome zeigen Mikroverkalkungen, vorwiegend im Randbereich (dieser Mikrokalk liegt nicht intraduktal, folgt also nicht dem Verlauf der Milchgänge wie bei Milchgangkarzinomen).

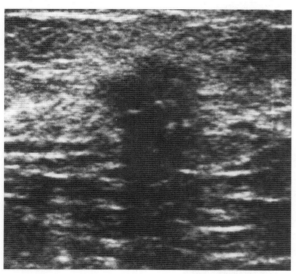

Klassischer Sonographiebefund eines Karzinoms: echoarmer, polygonaler, unscharf begrenzter Bezirk mit dorsaler Schallauslöschung.

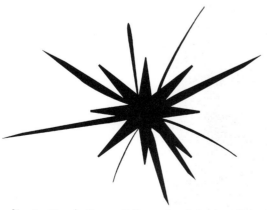

Sternförmige Verschattung mit Tumor„kern": hochgradig malignomsuspekt. Merke: die zum Tumor führenden Linien enden im Tumorzentrum.

5

35jährige Patientin.
Sie tastet seit ca. $1/2$ Jahr einen Tumor retromamillär links, der in dieser Zeit etwas größer geworden ist.
Der Tumor ist derb und gut verschieblich.

Fragen:

- Können Sie mammographisch eine Diagnose stellen, oder sind zusätzliche Untersuchungen erforderlich?
- Was können Sie über die Verdichtung aussagen?

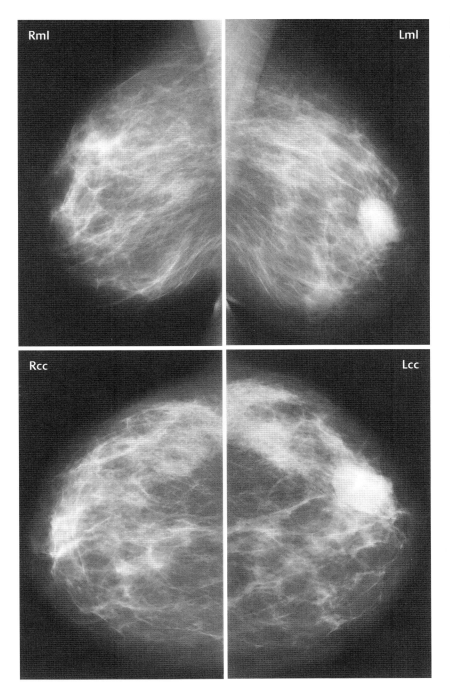

Fall 5

Befund:

Ca. 3 cm großer, retromamillärer Tumor links. Der Tumor ist polygonal konfiguriert, imponiert überwiegend jedoch oval mit Ausrichtung der Längsachse zur Mamille und zeigt in großen Anteilen ein Halo-Phänomen. In Teilbereichen ist er jedoch nicht scharf abgrenzbar. Szirrhöse Ausläufer finden sich nicht. In diesem Sinne imponierende Strukturen laufen bei genauer Analyse durch den Tumor, es handelt sich also um überlagernde Bindegewebsstrukturen. Keine Verkalkungen.

Mammographische Diagnose:

Wahrscheinlich Fibroadenom.
DD: Zyste, medulläres Karzinom.

Weiterführende Diagnostik:

- *Ultraschall:* Solider, echoarmer Tumor ohne dorsale Schallphänomene, Zyste damit ausgeschlossen.
- *Feinnadelpunktion:* Fibroadenom.

Kommentar:

Tastbefund und mammographischer Befund legen die Diagnose eines Fibroadenoms nahe. Allerdings fehlen die bei der Größe des Fibroadenoms meist vorhandenen grobscholligen (regressiven) typischen Verkalkungen. Da der Tumor nicht in allen Abschnitten scharf abgegrenzt werden kann, ist mammographisch keine sichere Diagnose möglich. Eine Zyste kann durch die Ultraschalluntersuchung leicht ausgeschlossen werden. Medulläre Karzinome und Fibroadenome können sonographisch jedoch häufig nicht voneinander differenziert werden. Auch kernspintomographisch finden sich Überschneidungen. Da der Tumor gut lokalisiert ist, ist die Diagnose am einfachsten, schnellsten und wirtschaftlichsten durch eine Feinnadelpunktion zu sichern. Bei der Punktion ist der Knoten sehr derb, allein dies ist schon ein zuverlässiges Kriterium:

- Fibroadenome sind derb, medulläre Karzinome eher weich und bieten der Nadel wenig Widerstand.

Die Mammographie ist ein Summationsbild sich überlagernder Strukturen, die Pathologien vortäuschen oder verschleiern können. Dies ist das Grundproblem der Mammographie und wird sich wie ein roter Faden durch die vorgestellten Fälle ziehen. Die Kriterien maligner und benigner Veränderungen sind, von wenigen Ausnahmen abgesehen, klar definiert, relativ einfach zu lernen und meist selbsterklärend, leider in der Praxis in den zu beurteilenden Mammogrammen häufig durch Überlagerungen nicht klar abzugrenzen.

6 48jährige Patientin.
Grobknotiger, linksbetonter Tastbefund.
Basismammographie.

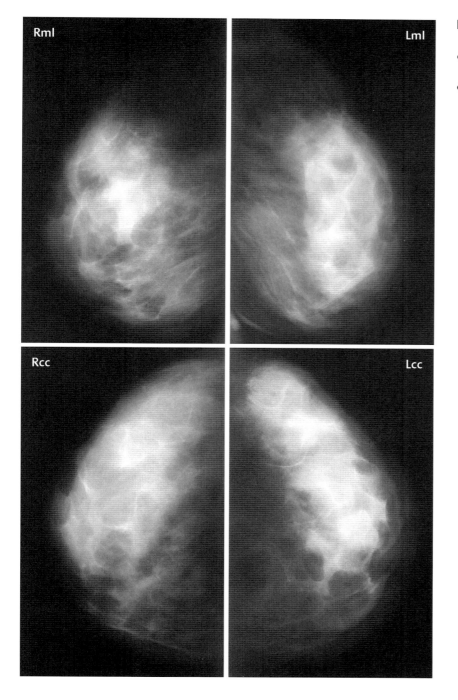

Fragen:

- Beschreiben Sie die Parenchymstrukturen!
- Reichen Ihnen die Mammographieaufnahmen zur Diagnosestellung?

Fall 6

Befund:

Dichtes, teils grobknotig verändertes Brustdrüsenparenchym. Dieser Befund ist – der normalen Verteilung des Brustdrüsenparenchyms entsprechend – in den oberen äußeren Quadranten am stärksten ausgeprägt. Teilweise wirkt die Bindegewerbsseptierung etwas unruhig. Innerhalb des dichten Parenchyms kann man angedeutet Rundherde abgrenzen. Keine Verkalkungen.

Mammographische Diagnose:

Grobknotige Mastopathie. Ein Malignom kann nicht sicher ausgeschlossen werden.

Weiterführende Diagnostik:

- *Ultraschall:* Beidseits (links mehr als rechts) multiple, bis 2,5 cm große Zysten. Kein solider Knoten (Abb. rechts). Somit kann die Diagnose in „grobzystische Mastopathie" präzisiert werden.
- *Kernspintomographie:* Die Untersuchung wird wegen einer ausgeprägten Kanzerophobie der Patientin zusätzlich durchgeführt. Ein KM-(Kontrastmittel-)aufnehmender Herd findet sich nicht, damit kann ein invasives Mammakarzinom mit hinreichender Sicherheit ausgeschlossen werden.

Kommentar:

- Der Ultraschall klärt in diesem Fall rasch und unkompliziert die Genese des grobknotigen Tastbefundes. Das Ausmaß der zystischen Veränderungen ist deutlich größer als aufgrund der Mammographie zu erwarten gewesen war. Deshalb sollte man auf diese wertvolle Zusatzmethode auch im Routinefall nicht verzichten!
- Das Problem der Mastopathie nimmt in der Mammadiagnostik einen zentralen Platz ein. Häufig sind es die mastopathischen Veränderungen, die verhindern, daß die im Prinzip einfachen diagnostischen Kriterien maligner oder benigner Mammaveränderungen auch einfach zu erkennen sind.

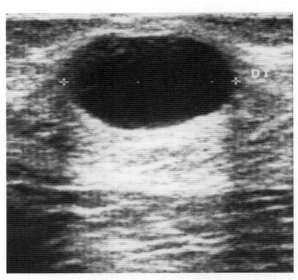

Klassischer Sonographiebefund einer Zyste: scharf begrenzte, echofreie und meist komprimierbare Struktur mit dorsaler Schallverstärkung.

7 44jährige Patientin. Basismammographie. Man tastet ein sehr festes Brustdrüsengewebe beidseits ohne umschriebenen Knoten.

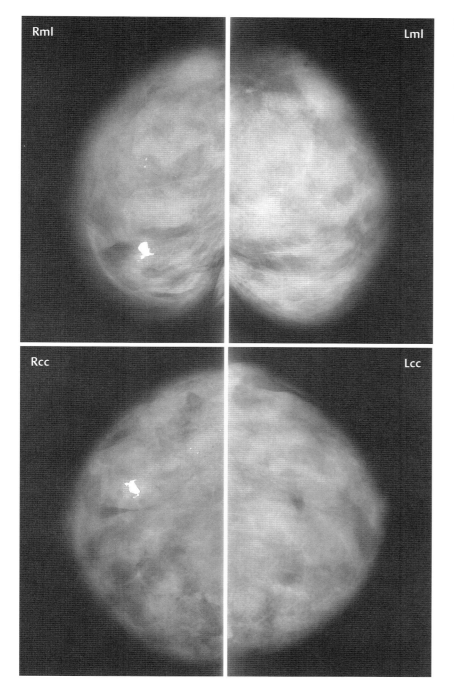

Fragen:

- Was läßt sich über das Parenchym aussagen?
- Welche Arten von Verkalkungen finden Sie?
- Welche weiterführende Maßnahmen schlagen Sie vor?

Fall 7

Befund:

Sehr dichtes, teils grobknotig verändertes Brustdrüsenparenchym. Teilweise unruhige bindegewebige Septierung. Kein Mikrokalk. Unten außen rechts grobschollige Verkalkung mit amorpher Konfiguration. Kleinere Makroverkalkungen oben außen rechts.

Mammographische Diagnose:

Nicht weiter differenzierbares, dichtes, grobknotig verändertes Brustdrüsenparenchym bds. Kein karzinomtypischer Mikrokalk. Der Makrokalk entspricht wahrscheinlich einem verkalkten Papillom.

Weiterführende Diagnostik:

- *Ultraschall:* Auch dieser wird einen knotigen Befund zeigen und letztlich wenig zum Ausschluß eines Karzinoms beitragen können.
- *Kernspintomographie:* Eine fehlende KM-Aufnahme kann ein invasives Karzinom weitgehend ausschließen, ein noch nichtinvasives Karzinom entgeht dieser Methode jedoch zu einem hohen Prozentsatz. Viele Mastopathien zeigen zudem eine diffuse KM-Aufnahme.

Kommentar:

Als Summationsbild ist auch in diesem Fall die Mammographie nicht die geeignete Methode. Lediglich ein größeres szirrhöses Karzinom oder ein durch typischen intraduktalen Mikrokalk gekennzeichnetes Karzinom können ausgeschlossen werden. Da man eine einmal angefangene Diagnostik nur schwer auf halbem Weg beenden kann, ist trotz der für diese Methode geltenden Einschränkungen eine Kernspintomographie der Mamma anzustreben. Es bleibt abzuwarten, ob die Positronen-Emissions-Tomopgraphie (PET) einen wesentlichen Beitrag leisten wird. Die Erfolge mit dem Tracer 18-FDG (erhöhter Glucosestoffwechsel des Primärtumors und seiner Metastasen) sind vielversprechend. Die Entwicklung spezifischerer In-vivo-Tumormarker ist sehr wahrscheinlich.

Das Problem der grobknotig veränderten, schwer zu beurteilenden Mammographie wird in der Literatur eindeutig unterbewertet. Es wird nur am Rande erwähnt, danach wird sehr schnell auf diffizile differentialdiagnostische Bewertungen übergegangen (Bassett, L. W.: Mammographie, Ein Fallatlas: 54 Fälle, davon keine grobknotige Mastopathie; Tabar, L., P. B. Dean: Lehratlas der Mammographie: 153 Fälle, davon keine grobknotige Mastopathie).

Tatsächlich stellt sich dieses Problem bei einem normalen Patientenklientel sehr häufig. Bei bis zu 20% unserer Untersuchungen stellen eine grobknotige Mastopathie oder ein sehr dichtes Brustdrüsenparenchym ein Problem dar.

8 78jährige Patientin.
Man tastet unten innen links einen derben verschieblichen Knoten.

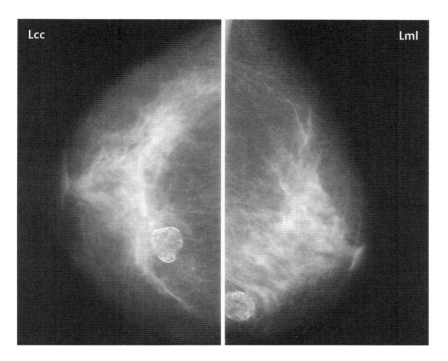

Fragen:

- Wie würden Sie das Verkalkungsmuster beschreiben?
- Welche Diagnose stellen Sie?
- Sind weiterführende Maßnahmen erforderlich?

Befund:

Glatt begrenzter, schalig verkalkter Tumor. Kein weiterer Herdbefund.

Diagnose:

Verkalktes Fibroadenom.
DD: Liponekrose.

Weiterführende Diagnostik:

Weiterführende diagnostische Maßnahmen sind nicht erforderlich, da differentialdiagnostisch ein maligner Prozeß nicht in Frage kommt.
Der Ultraschall würde einen echoarmen Tumor mit dorsaler Schallauslöschung, also einen Befund wie er auch einem Karzinom zugeordnet werden könnte, zeigen.

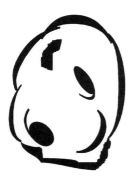 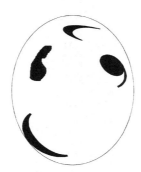

Typische Fibroadenomverkalkung: schalige Verkalkung des Fibroadenoms (rechts) und typische grobschollige Binnenverkalkungen.

Kommentar:

Ein eindeutig benigner Befund, auch wenn die Strahlenabsorption des Fibroadenoms eher gering ist.
Fibroadenome neigen zur Regression und damit zu (Nekrose-)Verkalkungen. Der Makrokalk kann unterschiedliche Ausmaße bis zur kompletten Verkalkung haben. Die Verkalkungen sind bei Verlaufskontrollen meist progredient.
Aufgrund des expansiven, verdrängenden Wachstums sind Fibroadenome häufiger oval und zur Mamille hin gerichtet konfiguriert. Dies ist ein wichtiges, differentialdiagnostisches Kriterium zum medullären Karzinom. Oft weisen sie ein Halo-Phänomen auf.
Sonographisch sind sie meist echoarm und homogen, ändern jedoch ihr Schallmuster mit zunehmender Regression. Diese Befunde können sich jedoch auch bei medullären Karzinomen finden. In der Kernspintomographie können sie je nach Histologie signifikant KM aufnehmen oder auch keine relevante Signalsteigerung zeigen. Bei KM-aufnehmenden Fibroadenomen ist im Gegensatz zum Karzinom die KM-Dynamik im Regelfall langsamer, allerdings gibt es deutliche Überschneidungen.

9 33jährige Patientin.
Sie tastet seit 2 Wochen retromamillär rechts einen Knoten.

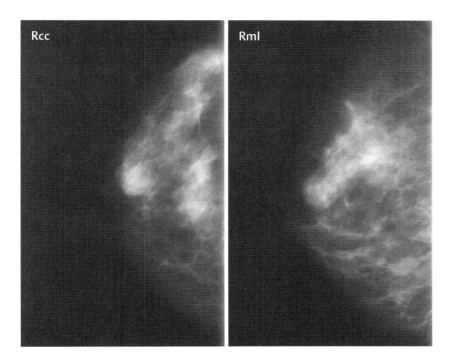

Frage:

- Reichen Ihnen die Mammographieaufnahmen zur Diagnose aus?

Fall 9

Befund:

Retromamillär über 1 cm großer, nur angedeutet polygonal geformter Tumor. Der Tumor läßt sich glatt abgrenzen und zeigt ein Halo-Phänomen. Lediglich dorsal sind die Konturen (durch Überlagerung?) unscharf. Keine Verkalkungen im Tumor.

Mammographische Diagnose:

Eher benigne imponierender retromamillärer Tumor (Zyste? Fibroadenom?).

Weiterführende Diagnostik:

Ultraschall: Es fand sich ein solider, glatt begrenzter Knoten mit angedeuteter dorsaler Schallverstärkung, also ein Befund wie bei einem Fibroadenom.
Feinnadelpunktion: Die Feinnadelpunktion wurde zur Sicherung der Diagnose des Fibroadenoms durchgeführt. Der Knoten bot der Nadel wenig Widerstand, es konnte reichlich Material gewonnen werden.

Diagnose:

Medulläres Mammakarzinom.

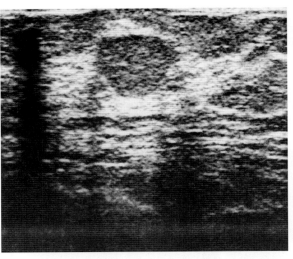

Homogen echoarmer Knoten mit Signalauslöschung im Kantenbereich und dorsaler Schallverstärkung.

Kommentar:

Unabhängig vom mammographischen, sonographischen und kernspintomographischen Befund muß jeder umschriebene nodöse Befund morphologisch abgeklärt werden, da gerade ein medulläres Karzinom mammographisch alle Kriterien der Gutartigkeit zeigen kann.
Ausnahmen sind: Sonographisch eindeutig unkomplizierte Zysten und klassische Fibroadenome (ovale Ausrichtung zum Parenchym und typischer Makrokalk).

Sonst: → Feinnadelpunktion!

10 71jährige Patientin.
Sie hat vor 2 Wochen erstmals eine Verhärtung in der linken Mamma getastet. Sie sucht daraufhin einen Gynäkologen auf, der eine Ultraschalluntersuchung durchführt. Dabei wird folgender Befund erhoben:

Oben außen links 2 unmittelbar benachbarte, relativ scharf begrenzte echoarme Raumforderungen von jeweils 1,5 cm Durchmesser mit etwas unregelmäßigen Binnenechos und randständiger Schallabschwächung. Der Gynäkologe führt eine Feinnadelpunktion durch und überweist zeitgleich zur Mammographie.

Fragen:
- Beschreiben Sie die Struktur des Tumors.
- Was für einen Tumor erwarten Sie?

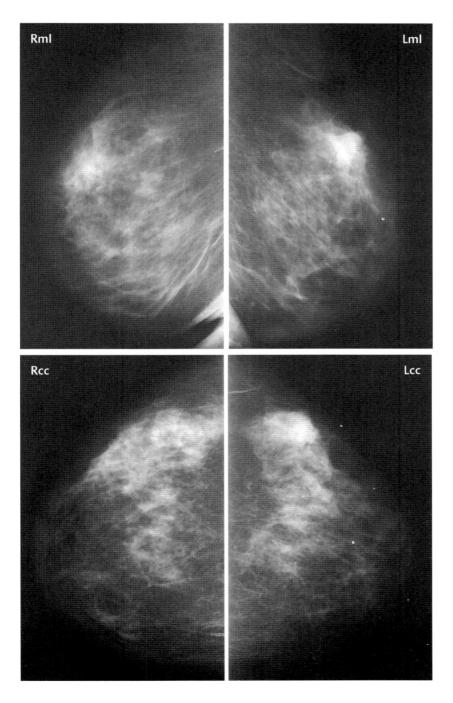

Befund:

Im oberen äußeren Quadranten links erkennt man eine atypische Verdichtungsstruktur. Diese ist gekennzeichnet durch:
- einen unscharf begrenzten knolligen Tumor
- kleine Verkalkungen im Randbereich des Tumors,
- Retraktion des umliegenden Bindegewebes,
- in Teilbereichen vom Tumor ausgehende szirrhöse Strukturen.

Mammographische Diagnose

Mammakarzinom mit gemischt knollig szirrhöser Ausbreitung.
- *Histologische Diagnose:* Gallertkarzinom.

Kommentar:

Die Mammographieaufnahmen zeigen ein gemischt aufgebautes Karzinom mit knotigen und szirrhösen Anteilen. Im Ultraschall sind offensichtlich nur die knotigen Veränderungen faßbar. Sie zeigen Kriterien wie man sie beim Gallertkarzinom findet. Gemischte Tumortypen sind eher die Ausnahme. In der Regel ist das Gallertkarzinom durch ein knotiges Tumorwachstum mit relativ scharfer Begrenzung gekennzeichnet. Mammographisch kann es durchaus mit Zysten oder Fibroadenomen verwechselt werden. Im Ultraschall imponieren Gallertkarzinome als sehr echoarme Knoten, allerdings mit heterogenem Reflexmuster und kapselartiger echodichter Begrenzung. Die Verwechslung mit Fibroadenomen und komplizierten Zysten ist auch hier möglich.

11 73jährige Patientin. Routinemammographie. Palpatorisch finden sich beidseits knotige Veränderungen, die im unteren äußeren Quadranten der linken Mamma besonders stark ausgeprägt sind.

Fragen:

- Beschreiben Sie Form und Anordnung der Verkalkungen.
- Ist den Verkalkungen ein Parenchymbefund zuzuordnen?
- Sind weiterführende Untersuchungen erforderlich?

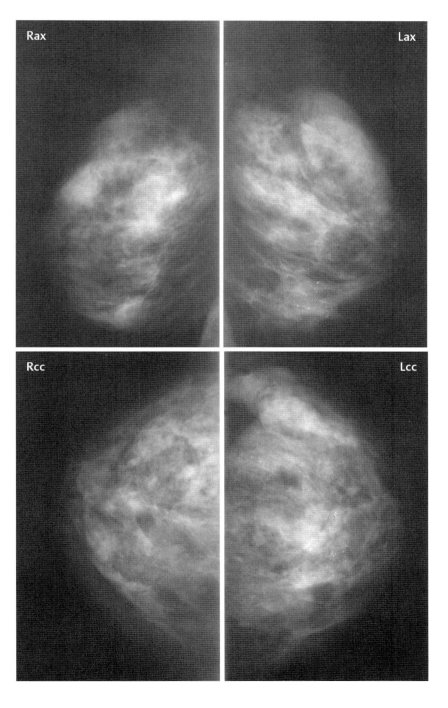

Fall 11

Befund:

Polymorph konfigurierter Mikrokalk mit Ausrichtung zur Mamille. Die Verkalkungen projizieren sich auf strangförmige (Milchgänge) Verdichtungen.

Mammographische Diagnose:

Befund wie bei intraduktalem Karzinom mit typischem Mikrokalk. Das später histologisch nachgewiesene invasive Wachstum kann mammographisch nicht gesichert werden.

Weiterführende Diagnostik:

Grundsätzlich reicht die Mammographie aus, da zumindest an einem ausgedehnten duktalen Carcinom in situ (DCIS) keine Zweifel bestehen (zu beachten ist beim intraduktalen Karzinom insbesondere der zur Mamille ausgerichtete fast dreieckförmig angeordnete Kalk) und der Befund operiert werden muß. Durch ergänzende Untersuchungen kann man jedoch eine Aussage zum Invasionsgrad treffen:
- Durch Vergrößerungsaufnahmen können oftmals dem Operateur präzisere Angaben zur erwarteten Ausdehnung des Prozesses gemacht werden.
- Mit hochauflösenden Schallköpfen (12 MHz) lassen sich die erweiterten, mit Karzinomzellverbänden gefüllten Milchgänge sowie die Mikroverkalkungen ebenfalls nachweisen. Im vorliegenden Fall fand sich bei einer Sonographie mit einer 7,5-MHz-Sonde ein umschriebener Herd, der für ein invasives Wachstum sprach (Abb. unten).
- In der Kernspintomographie zeigt sich ebenfalls die duktale Ausbreitung des Befundes, aber zusätzlich auch ein nicht mehr duktaler Herd mit karzinomtypischer KM-Dynamik (Abb. oben ohne KM, Abb. Mitte mit KM).

Kommentar:

Nur 1/3 aller suspekten Mikroverkalkungen sind maligne. Meist weniger als 1/3 aller Karzinome zeigen röntgenologisch Kalk. Die Analyse von Mikroverkalkungen ist eine der Herausforderungen an den Radiologen/Gynäkologen. (Zur weiterführenden Literatur empfiehlt sich: Lanyi, 1986.)

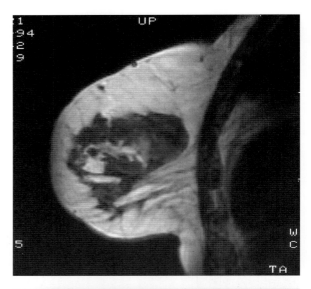
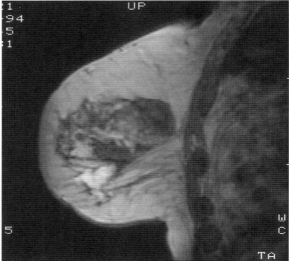
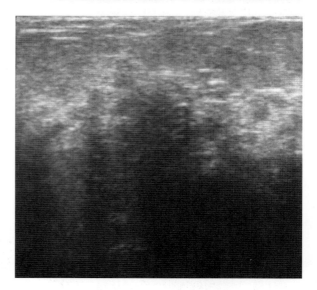

12

49jährige Patientin.
Bei dieser Patientin wird eine Mammographie durchgeführt, weil sie beidseits Knoten getastet hat. 3 Jahre alte Voraufnahmen können nicht beschafft werden. Unterhalb der linken Mamille tastet man einen kaum verschieblichen, schlecht abgrenzbaren Knoten. Keine Mamillenretraktion, keine Hauteinziehung. Rechts ist ein gut verschieblicher Knoten tastbar.

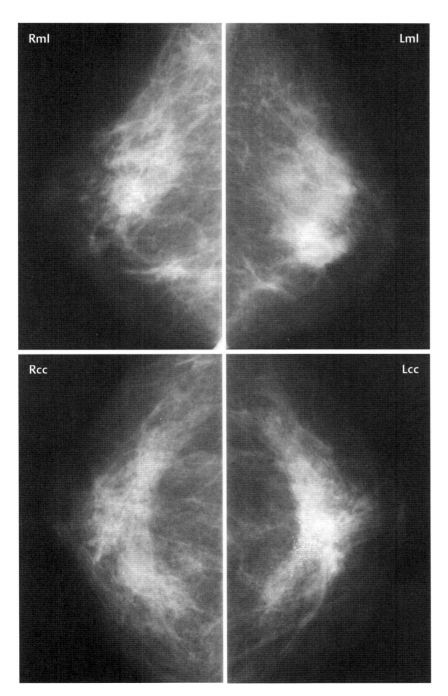

Fragen:

- Wie würden Sie das linksseitige Karzinom beschreiben?
- Liegt auch rechts ein abklärungsbedürftiger Befund vor?

Fall 12

Befund:

- *Links:* Knolliger, unscharf begrenzter Tumor, teilweise mit deutlichen radiären Ausläufern. Polymorpher Mikrokalk, teils innerhalb des Tumors, teils dorsal des Tumors in tubulären Verdichtungsstrukturen liegend.
- *Rechts:* Glatt begrenzter Rundherd, teilweise mit Halo-Phänomen. Der Tumor ist in mediolateraler Projektion durch mastopathische Strukturen jedoch teilweise überlagert und wirkt eher unscharf begrenzt.

Mammographische Diagnose:

Duktales Mammakarzinom links mit großem invasivem Anteil, wahrscheinlich Fibroadenom rechts.

Kommentar:

- Der Befund links ist so klassisch, daß die mammographische Diagnose der endgültigen pathologisch/anatomischen Begutachtung entsprach.
- Der Knoten rechts imponiert gutartig, muß jedoch auf jeden Fall weiter abgeklärt werden, da sich bis in zu 15–25% der Fälle Zweitkarzinome finden (Fibroadenom operativ bestätigt).

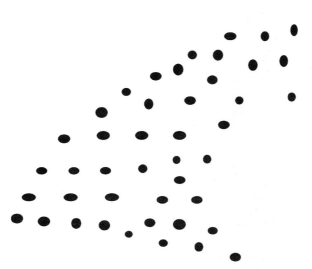

Feingranulärer, dreieckförmig ausgerichteter Mikrokalk: hochgradig malignomsuspekt.

13

62jährige Patientin.
Sie hat einen Knoten oberhalb der linken Mamille getastet. Bereits die Inspektion zeigt in diesem Bereich eine deutliche Hauteinziehung. Die gesamte obere Brusthälfte ist verhärtet.

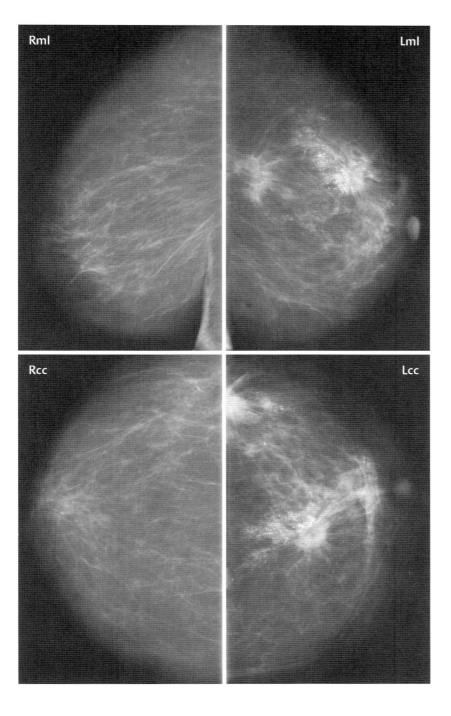

Fragen:

- Welche Art von Verkalkungen sehen Sie?
- Welche Art von Weichteilschatten sehen Sie?

Fall 13

Befund:

Über 1 cm großer Tumorknoten mit kleinen radiären Ausläufern oberhalb der linken Mamille. Nachweis mehrerer kleinerer Satellitenknoten in der Nachbarschaft mit ähnlicher Morphologie.
Weniger schattenintensiver Knoten axillanah links mit größeren radiären Ausläufern. Beide Befunde sind durch strangförmige Verdichtungen verbunden. Innerhalb der nodösen Strukturen, aber auch über die Knoten hinausgehend und teils in duktalen Verdichtungsstrukturen liegend, findet sich polymorph geformter, „gröberer" Mikrokalk, teilweise in X-Y-Z-Form.

Mammographische Diagnose:

Ausgedehntes, multilokulär invasiv wachsendes Milchgangkarzinom vom Komedotyp.

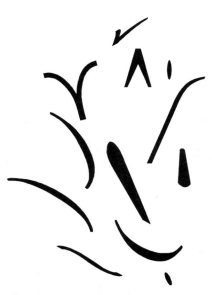

Typische duktale Ausgußverkalkungen (V-, Y-, lanzettförmig): hochgradig malignomsuspekt.

Kommentar:

- Milchgangkarzinome zeigen verschiedene Verkalkungstypen. Gemeinsam ist die Ausbreitung innerhalb eines Drüsenlappens, in Idealform also die dreieckige zur Mamille hin gerichtete Begrenzung. Die Verkalkungsform hängt vom Ausmaß des Tumorwachstums innerhalb der Milchgänge ab. Der hier gezeigte Kalk ist typisch für das solide Milchgangkarzinom oder Komedokarzinom, welches das Milchganglumen nicht ausfüllt. Mit zunehmender Ausfüllung der Milchgänge (papilläres und kribriformes Karzinom) werden die Verkalkungen kleiner und punktförmiger. Damit werden sie schlechter darstellbar. Die Ausdehnung des Prozesses wird – anders als beim Komedokarzinom – mammographisch unterschätzt.
Allerdings sind Mischtypen häufig, in vorliegendem Fall wurden vom Pathologen auch kribriforme Anteile beschrieben.
- Multilokuläre Karzinome sind nicht selten, häufig jedoch nicht so eindeutig zu identifizieren. MR-Untersuchungen bei gesichertem Karzinom zeigen in bis zu 25% der Fälle zusätzliche Lokalisationen (oft bei zunächst lediglich als mastopathisch eingestuften Herden). Aus diesem Grund ist vor jeder Operation eines Mammakarzinoms eine Kernspintomographie sinnvoll.
Ebenfalls nicht ungewöhnlich ist, daß sich bei einem multilokulären Karzinom die Morphologie der einzelnen Herde unterscheidet.

14 50jährige Patientin.

Sie hat vor einigen Wochen eine Verhärtung in der rechten Mamma bemerkt. Man tastet oben außen rechts einen ca. 3 cm großen gut verschieblichen Knoten.

Fragen:

- Was fällt Ihnen auf den ersten Blick auf?
- Gibt es Malignitätskriterien?
- Sind weiterführende diagnostische Maßnahmen erforderlich?

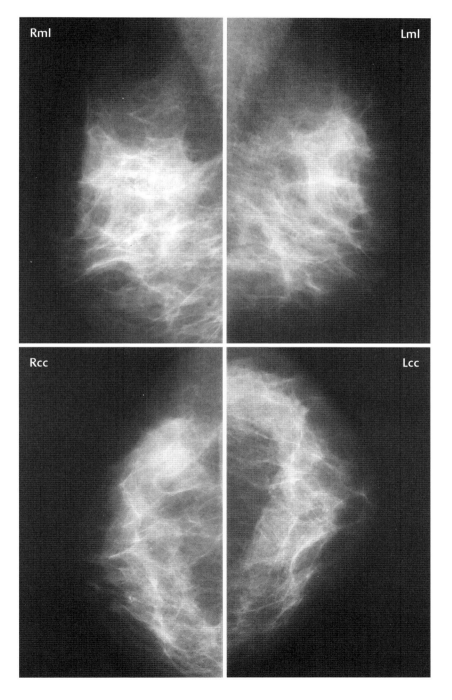

Fall 14

Befund:

Eher flächig verminderte Strahlentransparenz oben außen rechts im Vergleich zur Gegenseite. Innerhalb dieser Verdichtung keine Mikroverkalkungen. In der rechten Axilla Nachweis von 3 Lymphknoten mit homogener Strahlenabsorption.

Weiterführende Diagnostik:

Es besteht eine deutliche Diskrepanz zwischen knotigem Tastbefund und eher diffuser Verdichtung in der Mammographie. Damit muß eine weiterführende Diagnostik durchgeführt werden, zumal die Lymphknoten in der Axilla suspekt sind.
- *Sonographie* (Abb. oben): 2,5 cm großer, polygonal begrenzter, leicht inhomogen echoarmer Knoten. Der Knoten zeigt teilweise einen echodichten Randsaum, dorsal in Teilbereichen eine Schallverstärkung, in anderen eine Schallabschwächung.
- *Kernspintomographie* (Abb. Mitte und unten): 2,5 cm großer, unscharf begrenzter Knoten mit intensiver Gd-DTPA-Aufnahme im Randbereich und geringer KM-Aufnahme zentral.

Diagnose:

Zentral nekrotisches, medulläres Karzinom mit axillaren Lymphknotenmetastasen.

Kommentar:

Obwohl es sich um einen gut umschriebenen, soliden Knoten handelt, ist die Mammographie in diesem Fall das schwächste Glied in der Kette der diagnostischen Möglichkeiten. Der Tumor fällt im wesentlichen durch die Seitendifferenz und den Verdacht auf axilläre Lymphknotenmetastasen auf. Erfreulicherweise ist dies die Ausnahme. Der Fall macht jedoch klar wie wichtig es ist, die Mammographie nur als einen Teil der diagnostischen Möglichkeiten zu betrachten.
- Eine Mammographie ohne Anamneseerhebung und klinischer Untersuchung ist ein Fehler (auch wenn man im Rahmen der Diskussion über das Mammographiescreening zum Teil anderer Ansicht ist).
- Neben jedes Mammographiegerät gehört ein Ultraschallgerät.
- Die Kernspinmammographie kann bei fraglichen Veränderungen zur Diagnose führen.

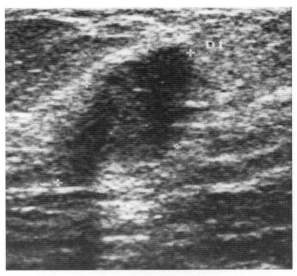

Sonographie: malignomsuspektes Echomuster.

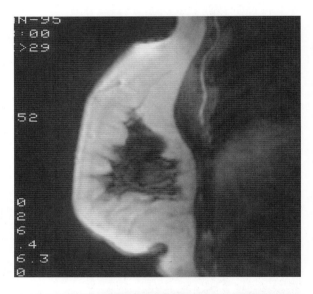

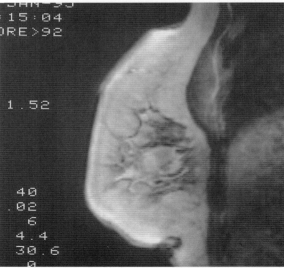

Kernspintomographie: malignomsuspektes Signalverhalten nach KM-Gabe (Bild unten).

15 64jährige asymptomatische Patientin. Routinekontrolle (Abb. oben). Die Patientin bringt zur Untersuchung 4 Jahre alte Voraufnahmen mit (Abb. unten). Inspektion und Palpation zeigen keine Auffälligkeiten, auf Druck kommt es zu einer geringen milchigen, teils grünlichen Sekretion aus mehreren Milchgängen.

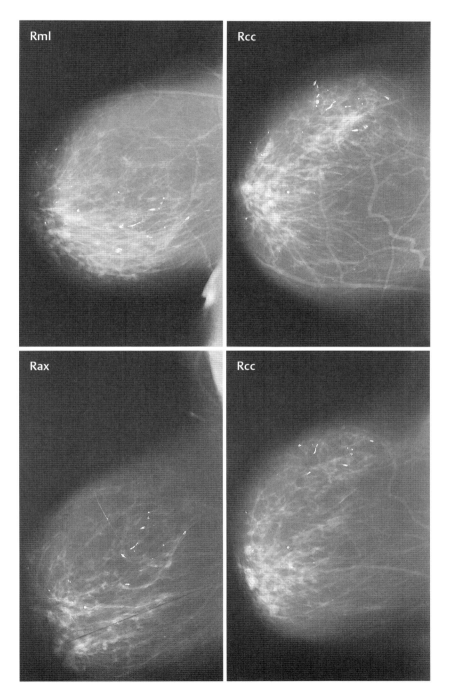

Fragen:

- Welche Befunde können Sie erheben?
- Welche Verkalkungstypen können Sie unterscheiden?
- Wie lautet Ihre Diagnose?
- Sind weiterführende Untersuchungen erforderlich?

Befund:

- Es sind 2 Verkalkungstypen nachweisbar:
  - grobe intraduktale Ausgußverkalkungen ohne umgebenden Weichteilbefund,
  - rundliche kleinere Makroverkalkungen.
- Retromamillär sowie unten außen Nachweis glatt begrenzter duktaler, teils rundlicher (orthograd) Strukturen.
- Fettinvolution des Brustdrüsenkörpers.

Mammographische Diagnose:

- Fettinvolution der Brustdrüse mit typischen Verkalkungen im Sinne einer Plasmazellmastitis sowie benignen (alveolären kleinen Makroverkalkungen).
- Einfache, uncharakteristische Duktektasie retromamillär.
- Kein Malignomverdacht.

Weiterführende Diagnostik:

Sicherheitshalber sollte eine Sekretzytologie angefertigt werden.

Kommentar:

- Der im Verlauf unveränderte Befund spricht sehr gegen ein Mammakarzinom.
- Beachten Sie die unterschiedlichen Projektionen der Verkalkungen in den Abbildungen (1991 axillär, 1995 mediolateral). Diese erklären die unterschiedliche Anordnung der Verkalkungen. Trotzdem ist das Verkalkungsmuster nicht identisch. Auch Kalk ist nichts Starres!
  Sie werden häufig Zusatzaufnahmen anfertigen, um unklare Strukturen in einer weiteren Ebene darzustellen. Dabei ist ein klares räumliches Vorstellungsvermögen erforderlich, um nichtpalpable Läsionen exakt zu lokalisieren.
- Die zentrale Duktektasie mehrerer Gänge ist uncharakteristisch, es zeigen sich keine periduktalen Veränderungen des Parenchyms, keine peri- oder intraduktalen Mikroverkalkungen. Die Sekretzytologie ist lediglich zur Beruhigung der Patientin angezeigt.

16

55jährige Patientin.
Bei dieser Patientin wurde vor 6 Jahren eine Mamma-PE (Probeexzision) links durchgeführt (gutartiger Befund). Der betreuende Gynäkologe überwacht seine Patientin routinemäßig mit Ultraschall. Ihm war im Vergleich mit einer Voruntersuchung vor 1 Jahr ein Tumor rechts innen mit dorsaler Schallauslöschung aufgefallen. Dies ist die erste Mammographie bei der Patientin! Palpatorisch findet sich ein schlecht abgrenzbarer Verdichtungsbezirk innen rechts.

Fragen:

- Können Sie einen mit dem Ultraschallbefund korrellierenden Mammographiebefund erheben?
- Welche weiteren Veränderungen finden Sie?

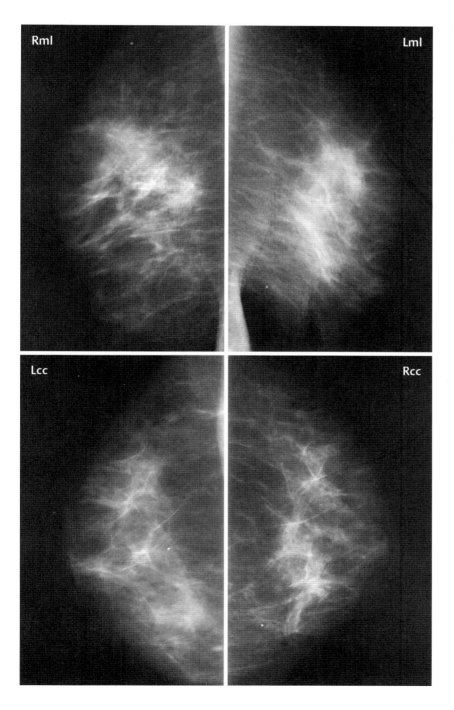

Fall 16

Befund:

Suspekter Verdichtungsbezirk innen rechts. Ähnliche Formation auch oben innen links (im Narbenbereich) allerdings ohne „Tumorkernschatten" im kraniokaudalen Strahlengang.
Beidseits kein Mikrokalk.

Mammographische Diagnose:

Mammakarzinom innen rechts, Narbe innen links.

Kommentar:

- Insbesondere in Zusammenschau mit dem Ultraschallbefund ist die Diagnose des rechtsseitigen Mammakarzinoms eindeutig. Weitere diagnostische Maßnahmen sind nicht erforderlich. Im vorliegenden Fall wurde ergänzend auch eine Mamma-MR durchgeführt (Abb. rechts). Der Befund trägt eher zur Verwirrung bei, da sich zwar ein signifikant KM-aufnehmender Tumor fand, der jedoch keine karzinomtypische KM-Dynamik zeigte (auch nach unserer Erfahrung muß an der hohen Spezifität, die von einzelnen Autoren der KM-Dynamik nachgesagt wird, gezweifelt werden).
- Der Mammographiebefund links entspricht mit großer Sicherheit einer Narbe, da nur in einer Ebene ein tumorsuspekter Verdichtungsbezirk nachweisbar ist. Da keine Vormammographieaufnahmen vorliegen, ist der Befund jedoch kritisch zu werten und kontrollbedürftig. Der Ultraschall hilft kaum weiter, da PE-Narben und kleine Karzinome ähnliche Befunde zeigen können. Hier ist wiederum die Kernspinmammographie sinnvoll.
- Die Verdachtsdiagnose des Mammakarzinoms wurde im Ultraschall aufgrund einer Befundänderung im Verlauf 1 Jahres gestellt. Die Mammographieaufnahmen lassen daran denken, daß mammographisch vor 1 Jahr bereits ein suspekter Befund zu erheben gewesen wäre. Der Ultraschall ist allenfalls in der Hand weniger Experten ein primäres diagnostisches Instrument in der Mammadiagnostik!

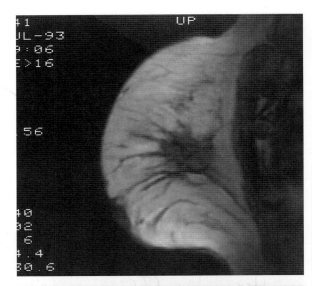
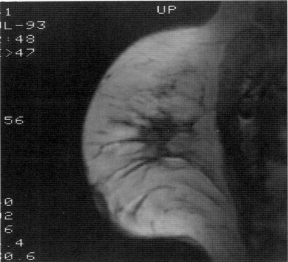
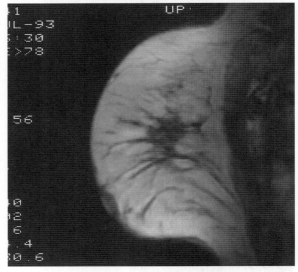

Kernspintomographie des langsam KM-aufnehmenden Tumors (oben nativ, Mitte 2 min p. i., unten 7 min p. i.).

17 Mammographieaufnahmen von zwei 40- und 47jährigen Patientinnen mit kleinknotigem diffusen Tastbefund (Mammographie rechts der 47jährigen Patientin; Mammographie links der 40jährigen Patientin).

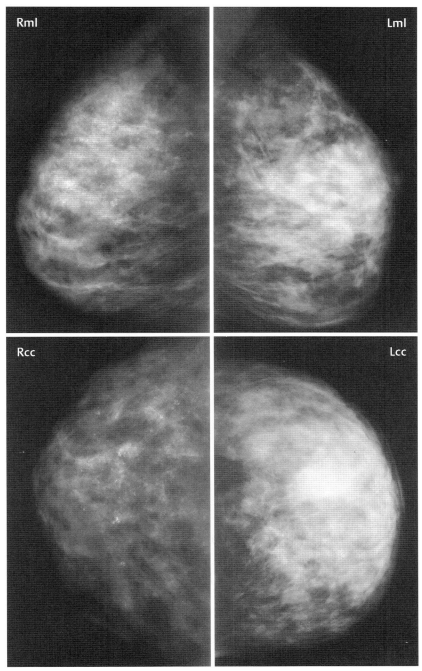

40jährige Patientin (oben und unten). 47jährige Patientin (oben und unten).

Fragen:

- Welche Verkalkungstypen finden Sie?
- Wie würden Sie die Struktur des Drüsengewebes beschreiben?
- Halten Sie eine weiterführende Diagnostik für sinnvoll?

Fall 17

Befund:

In beiden Fällen finden sich zahlreiche, rundliche, teils halbkreisförmige diffus aber auch in Gruppen liegende Verkalkungen. Das Brustdrüsengewebe ist kleinknotig, dicht und etwas irregulär strukturiert.

Mammographische Diagnose:

Kleinzystische Mastopathie. Die teilweise gruppierte Anordnung der Verkalkungen in den Abb. links innerhalb eines umschriebenen Verdichtungsbezirkes spricht für eine sklerosierende Adenose.

Weiterführende Diagnostik:

Es handelt sich um typische alveoläre Verkalkungen. Bis auf eine obligate Sonographie ist eine weiterführende Diagnostik nicht erforderlich.

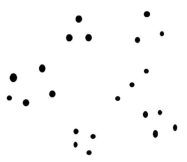

Azinäre Anordnung gleichförmiger, rundlicher Mikroverkalkungen als Zeichen der sklerosierenden Adenose.

Kommentar:

Zwischen alveolären Verkalkungen im Rahmen einer kleinzystischen Mastopathie und einer fibrosierenden Adenose bestehen fließende Übergänge. Beide Zustände stellen jedoch keine Präkanzerose dar. Häufig finden sich jedoch auch einzelne komedoähnliche Verkalkungen. Zudem können die Verkalkungen so klein sein, daß sie von intraduktalen Verkalkungen eines papillären oder kribriformen duktalen Karzinoms schwer zu unterscheiden sind. In diesen Fällen bietet sich die Kernspintomographie zur weiteren Diagnostik an. Sie wurde bei beiden Patientinnen durchgeführt und zeigte keinen pathologischen Befund.

18

66jährige Patientin.
Zum Zeitpunkt der Erstuntersuchung 1989 tastet diese Patientin einen 2 cm großen, eher weichen und gut verschieblichen Knoten oben außen links (Abb. oben). Sie lehnt eine Operation ab. 1991 zeigt eine Kontrollmammographie eine Änderung des Befundes, die Patientin ist jedoch immer noch nicht mit einer Operation einverstanden (Abb. unten). Im folgenden Jahr setzt ein rasches Tumorwachstum ein, die Patientin wird jetzt zur Kernspintomographie überwiesen (Abb. S. 36).

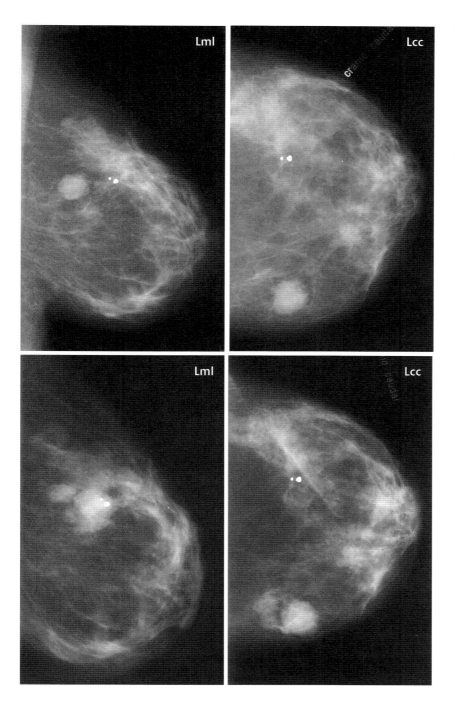

Fragen:

- Welche pathologischen Befunde sehen Sie auf den einzelnen Aufnahmen?
- Was fällt Ihnen bezüglich des Verlaufes auf?
- Wie lautet Ihre Diagnose?

Fall 18

Befund:

- *1989:* Etwas gelappter Rundherd, teilweise mit Halo-Zeichen, teilweise aber auch unscharf begrenzt. Da zudem der Tastbefund nicht typisch für ein Fibroadenom war, wurde die Operation empfohlen. Nebenbefund: 2 kleine Makroverkalkungen (Papillome?).
- *1991:* Größenzunahme des Befundes, der jetzt deutlicher gelappt imponiert.
- *1992:* In der Kernspintomographie jetzt 6 cm großer Tumor mit landkartenähnlicher KM-Aufnahme und deutlicher Tumorkapsel.

Diagnose:

Cystosarcoma phylloides.

Kommentar:

Typisch ist der Verlauf mit zunächst langsamem Wachstum unter dem Bild eines Fibroadenoms, dann aber einem plötzlichem Wachstumsschub. Das Cystosarcoma phylloides ist selten (ca. 2% der Fibroadenome), eine maligne Form mit hämatogener Metastasierung kann vorkommen. Lokalrezidive nach Operation sind möglich. Verläufe, wie den hier geschilderten, sieht man nur noch selten.

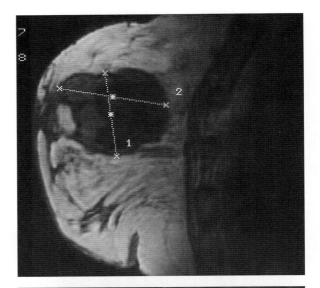

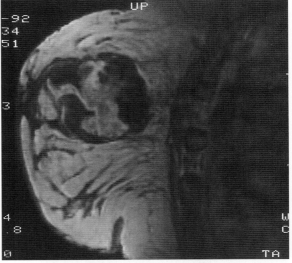

19

39jährige Patientin.
Die Schwester dieser Patientin ist vor 5 Jahren an einem Mammakarzinom erkrankt. Eine bei ihr damals durchgeführte Mammographie sei angeblich unauffällig gewesen (die Bilder sind nicht mehr zu besorgen).
Vor 1 Woche wurde ein Mammakarzinom bei einer guten Freundin diagnostiziert, deshalb erfolgt der Entschluß zu einer erneuten Mammographie. Inspektion und Palpationsbefund sind unauffällig.

Fragen:

- Welche Befunde können sich ergeben?
- Sind weitere diagnostische Maßnahmen erforderlich?
- Wie lautet Ihre Diagnose?

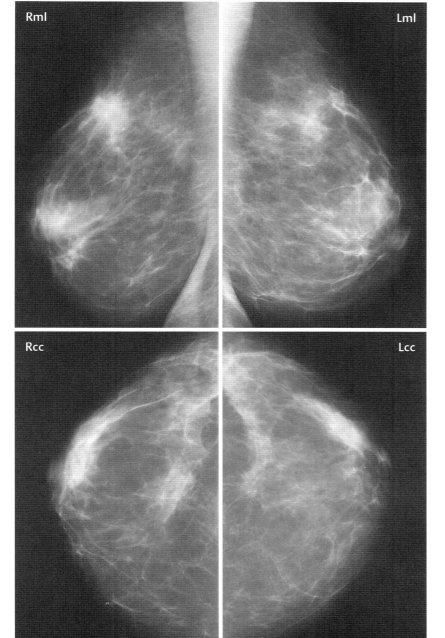

Befund:

- Im mediolateralen Strahlengang rechts tumorsuspekter Verdichtungsbezirk in der oberen Brusthälfte (Tumorkernschatten mit Ausläufern, Parenchymeinziehung).
- Dieser Befund ist im kraniokaudalen Strahlengang nicht nachzuvollziehen.

Diagnose:

Kein Karzinomverdacht.

Kommentar:

Im mediolateralen Strahlengang zeigt sich eine tumorsuspekte Formation. Ein Tumor dieser Größe muß sich in 2 Ebenen darstellen, und er muß palpabel sein. Es kann sich also nur um einen Summationseffekt oder um eine nichtpalpable Läsion (sklerosierende Adenose) handeln. Weitere diagnostische Maßnahmen sind nicht erforderlich. Es wurde noch ergänzend eine Sonographie durchgeführt, auch diese Untersuchung war unauffällig.

20

34jährige Patientin.
Es besteht seit 3 Jahren eine linksseitige Galaktorrhö. Die Patientin hat ihren Gynäkologen gewechselt, es erfolgt jetzt die Zuweisung zur weiteren Abklärung. Ein umschriebener Tastbefund ist nicht zu erheben, es zeigt sich eine seröse Sekretion links.

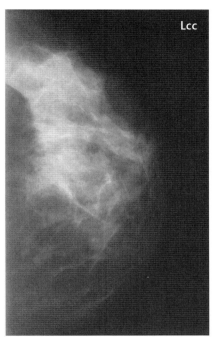
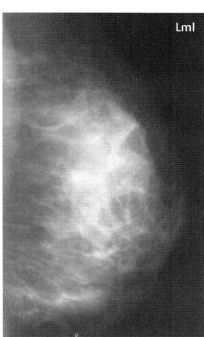

Fragen:

- Welche Diagnose können Sie aus den Nativaufnahmen stellen?
- Wie gehen Sie weiter diagnostisch vor?

Fall 20

Befund:

Im gesamten Brustdrüsenparenchym erweiterte Milchgänge. Keine intraduktalen Verkalkungen, keine periduktale Pathologie.

Mammographische Diagnose:

Kein Anhalt für ein Mammakarzinom. Diffuser, intraduktaler Prozeß (blande Duktektasie, zentrales Papillom mit Sekretstau, Papillomatose). Weitere Abklärung mittels Sekretzytologie und Galaktographie angezeigt.

Weiterführende Diagnostik:

- *Sekretzytologie:* Diese sollte eigentlich immer vor der mammographischen und galaktographischen Diagnostik vorliegen, da hierdurch zumindest die Weichen bezüglich der Dringlichkeit der weiteren Maßnahmen gestellt werden (eine milchige bis grünliche Sekretion aus mehreren Gängen bei unauffälliger Zytologie ist z. B. keine Indikation zur Galaktographie!). Im vorliegenden Fall lag das Ergebnis noch nicht vor.
- *Galaktographie:* Multiple Gangaussparungen (Abb. S. 40). DD: Papillomatose, Zelldetritus. Nach Expression des KM (Milchganglavage) erneute Galaktographie (Abb. S. 41 oben): identischer Befund.

Diagnose:

Milchgangpapillomatose.

Kommentar:

- Die Milchgangpapillomatose zählt nach Meinung mancher Autoren zu den Präkanzerosen. Ein solcher Befund bedarf der regelmäßigen Überwachung.
  Im vorliegenden Fall haben wir eine Mamma-MR durchgeführt (Abb. S. 41 unten).
  Sie zeigte eine dem Verlauf der Milchgänge zuzuordnende, eher diffuse KM-Aufnahme. Der Stellenwert der Mamma-MR bei der Differenzierung von Papillomatosen ist noch unklar, die KM-Aufnahme (Angioneogenese?) spricht jedoch für einen biologisch aktiven Prozeß. Dieser Befund erleichtert die Entscheidung nicht:
  - Regelmäßige Kontrollen (Mammographie?) mit dem Gefühl auf einem Pulverfaß zu sitzen?
  - Subkutane Mastektomie bei einem primär benignen, evtl. nicht relevanten Befund?
- Bei Bildern, wie in Abb. S. 40 unten kann nicht zwischen Zelldetritus und Papillomen unterschieden werden. Das eingebrachte hypertone KM eignet sich jedoch hervorragend zur Milchganglavage, weshalb die Untersuchung nach Expression des KM wiederholt werden sollte.

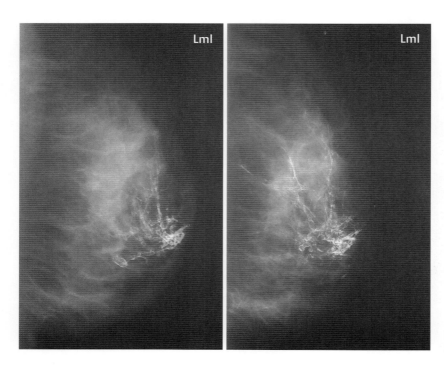

Die Galaktographie zeigt multiple Gangaussparungen.

Fall 20

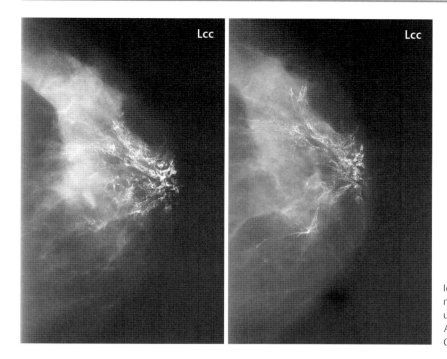

Identischer Befund nach Milchgangslavage und erneuter KM-Applikation: multiple Gangaussparungen.

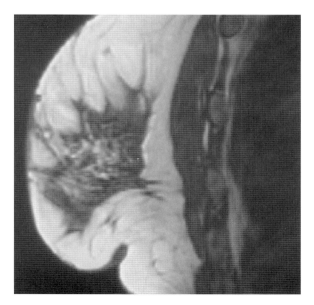

Kernspinmammographie vor KM-Gabe.

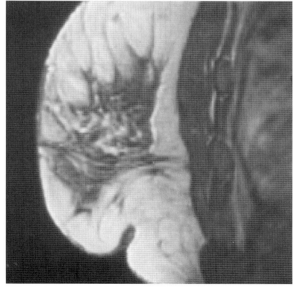

Kernspinmammographie nach KM-Gabe.

21

28jährige Patientin.
Sie hat vor einigen Tagen erstmals einen kleinen derben Knoten oben außen links getastet. Aufgrund des Mammographiebefundes wird sie zur Kernspintomographie überwiesen.

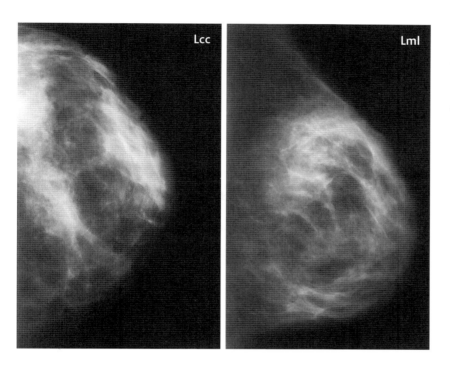

Fragen:

- Wie lautet Ihre mammographische Diagnose?
- Halten Sie die Kernspintomographie für erforderlich?

Fall 21

Befund:

In mediolateraler Projektion durch Parenchymstrukturen teilweise überlagerter, in kraniokaudaler Projektion teilweise abgeschnittener, etwa 2 cm großer, gering polygonal begrenzter Rundherd. In Teilbereichen ist ein Halo-Phänomen nachzuweisen. Kein Nachweis von Verkalkungen.

Mammographische Diagnose:

Mutmaßlich benigner (Fibroadenom), ca. 2 cm großer Tumor oben außen links. Die Sicherung der Dignität des Befundes durch eine weiterführende Diagnostik ist erforderlich.

Weiterführende Diagnostik:

- *Sonographie* (Abb. oben): Echoarmer Knoten mit Schallauslöschung im Kantenbereich.
- *Feinnadelpunktion:* Der Knoten ist sehr derb, verwertbares Material kann nicht gewonnen werden.
- *Mamma-MR* (Abb. Mitte nativ, unten nach KM-Gabe): 1,5 cm großer, glatt begrenzter Tumor mit intensiver früher KM-Aufnahme und Signalabfall in Spätaufnahmen. Dringender Malignomverdacht.
- *Histologische Diagnose:* Fibroadenom.

Kommentar:

Bis zur Durchführung der Kernspintomographie sprach alles für die Dignität des Knotens:
- Alter und Palpationsbefund.
- Halo-Phänomen in der Mammographie. Dies ist ein wegweisendes, leider aber kein sicheres Zeichen für Benignität, da auch schnell wachsende Karzinome gelegentlich ein Halo-Phänomen aufweisen können und das Halo-Zeichen aufgrund überlagernder Parenchymstrukturen selten vollständig nachzuweisen ist.
- Sonographiebefund.
- Feinnadelpunktion: Das Fibroadenom ist typischerweise sehr derb. Es kommt nicht selten vor, daß bei der Punktion nur unzureichend Material gewonnen werden kann. Trotz dieser für Benignität sprechenden Befunde muß der Knoten operativ entfernt werden, da jedes der genannten Kriterien nicht sicher ist. Der für Malignität sprechende MR-Befund hat das weitere Vorgehen nicht entscheidend beeinflußt, wohl aber die psychische Situation für die Patientin bis zur Mitteilung der endgültigen Histologie.

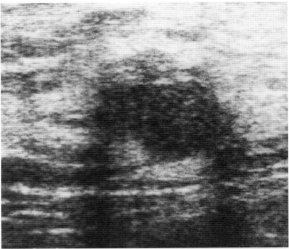

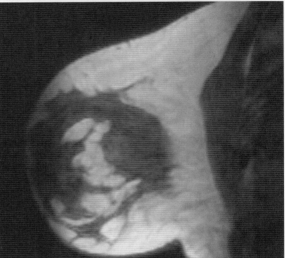

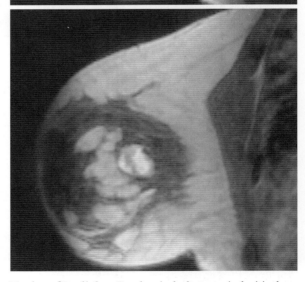

Nach anfänglicher Euphorie kehrt – wie bei jedem neu inplementierten Verfahren – auch in der Mamma-MR Ernüchterung ein. Die Zahl falsch positiver und falsch negativer Befunde ist höher als ursprünglich vermutet (wenn auch deutlich geringer als bei den übrigen bildgebenden Verfahren).

22 42jährige Patientin.
Sie hat vor kurzem einen Knoten in der rechten Mamma bemerkt. Die Inspektion ist unauffällig, man tastet einen gut verschieblichen Knoten oberhalb des Warzenhofes.

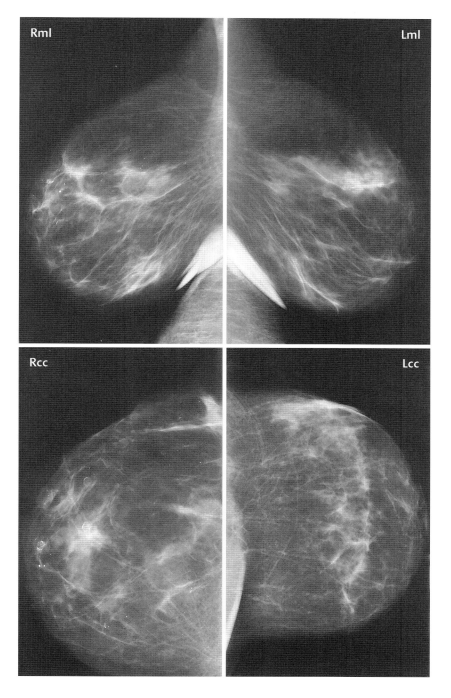

Fragen:

- Welche Arten der Verkalkung können Sie erkennen?
- Wie würden Sie das Brustdrüsenparenchym beschreiben?
- Auf der kraniokaudalen Aufnahme rechts sehen Sie retromamillär eine Verdichtung. Ist dieser Befund malignomverdächtig?

Befund:

- Rechts finden sich mehrere unterschiedlich große, glatt begrenzte schalenförmig verkalkte Rundschatten ohne Umgebungsreaktionen.
- Zusätzlich finden sich rechts kleinere rundliche lobuläre Verkalkungen.
- Die auf der kraniokaudalen Aufnahme rechts nachweisbare Verdichtungsstrukturen löst sich in der 2. Ebene auf. Die in die Verdichtungsstrukturen hineinlaufenden Bindegewebsstränge enden nicht, sondern gehen über die Formation hinaus. Ein Malignitätsverdacht besteht somit nicht.

Diagnose:

Mehrere kleine verkalkte Ölzysten rechts.

Kommentar:

Schalenförmige Verkalkungen mit strahlentransparentem Zentrum entsprechen sekundär verkalkten Ölzysten – nach Trauma oder Operation. Es kommen auch atraumatische Fettgewebsknoten durch trophische Störungen in Betracht.

23 51jährige Patientin.
Sie tastet seit einiger Zeit beidseits außen eine Verhärtung.

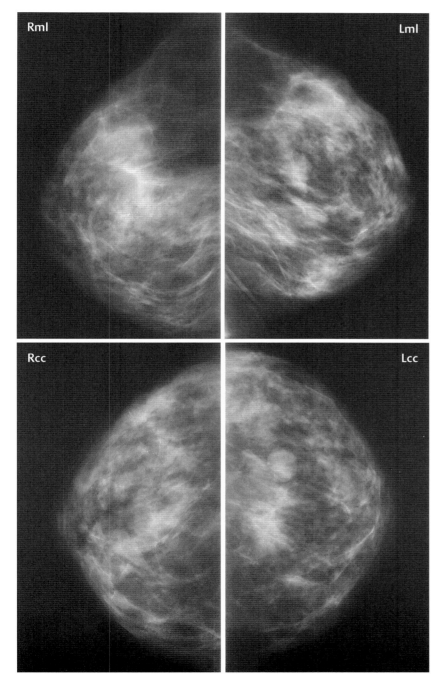

Fragen:

- Wie würden Sie das Parenchym der Patientin beschreiben?
- Gibt Ihnen die Betrachtung der bloßen Symmetrie der Parenchymverteilung schon einen Hinweis?
- Wie sieht der Herdschatten links aus?
- Können Sie rechts einen Herdschatten abgrenzen?
- Beschreiben Sie die Konfiguration der Mikroverkalkungen rechts! Welche weiterführenden Untersuchungsverfahren schlagen Sie vor?

Fall 23

Befund:

- Beidseits findet sich eine inhomogene kleinknotige Mastopathie, die eine Feinbeurteilung erschwert.
- Der Symmetrievergleich zeigt lediglich eine geringe diffuse Weichteilvermehrung im Übergang vom oberen äußeren zum unteren äußeren Quadranten rechts im Vergleich zur Gegenseite.
- Links läßt sich ein 1,5 cm großer, glatt begrenzter Rundherd mit Halo-Zeichen abgrenzen.
- Rechts ist ein umschriebener Herd nicht abzugrenzen.
- Es finden sich kleine stippchenförmige, teilweise zur Mamille hin angeordnete Mikroverkalkungen rechts, die in Teilbereichen die Anordnung zur Mamille hin nicht mehr aufweisen.

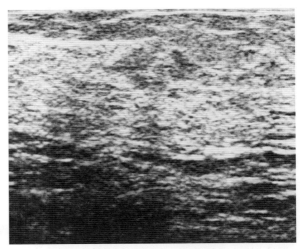

Sonographisch angedeuteter Herdbefund mit leichter dorsaler Schallabschwächung.

Mammographische Diagnose:

Kleinknotige Mastopathie mit stark karzinomverdächtigem Herdbefund (typischem Mikrokalk) rechts.

Weiterführende Diagnostik:

Der Befund muß operativ abgeklärt werden. Vor der Operation ist jedoch eine weiterführende Diagnostik möglich und nötig, da sie dem Operateur entscheidende Hinweise für die Operationsplanung liefert (Ausdehnung des Prozesses, Zweitbefunde).

- *Sonographie* (Abb. oben): Die Sonographie zeigt im Bereich der Mikroverkalkungen eine etwa 1,5 cm große, bizarr geformte Veränderung mit gemischter Echostruktur und in Teilbereichen leichter dorsaler Schallabschwächung.
- *Kernspintomographie* (Abb. Mitte vor KM-Gabe, unten nach KM-Gabe): Die Kernspintomographie zeigt einen stark KM-aufnehmenden Bezirk mit pathologischer KM-Dynamik. Der Befund ist deutlich größer als der Bezirk der Mikroverkalkungen.

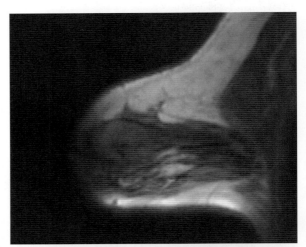

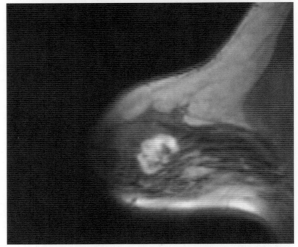

Kernspintomographisch typisches KM-Verhalten wie bei einem invasivem Karzinom.

Diagnose:

Invasiv wachsendes duktales Karzinom.

Kommentar:

Durch die Mammographie mit Nachweis suspekten Mikrokalks werden die Weichen zur Operation gestellt. Sonographie, vor allem aber Mamma-MR beweisen das invasive Karzinomwachstum (und schließen ein Zweitkarzinom aus). Diese Information ist für die Mammachirurgen entscheidend. Eine Feinnadelpunktion hätte keine relevanten Zusatzinformationen gebracht.

24 28jährige Patientin. Basismammographie. Die Mutter der Patientin ist mit 40 Jahren an einem Mammakarzinom verstorben. Ein Tastbefund ist nicht zu erheben.

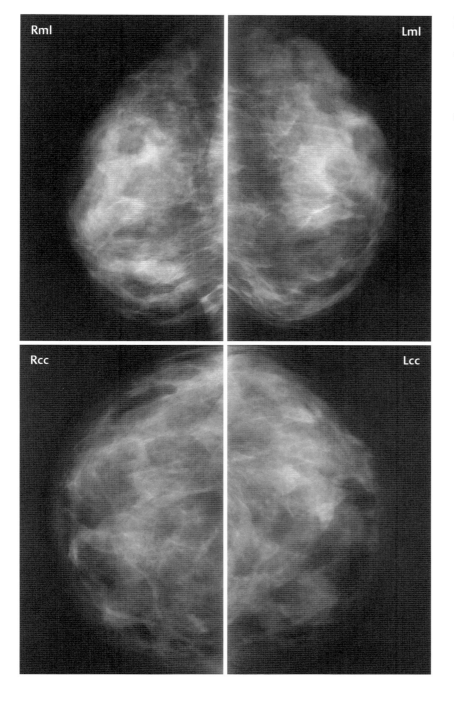

Fragen:

- Die Patientin hat ein Mammakarzinom. Können Sie es mammographisch lokalisieren?
- Falls ja, sind Sie sich Ihrer Diagnose sicher, oder würden Sie weitere Zusatzuntersuchungen veranlassen?

Fall 24

Befund:

- Altersentsprechend entwickeltes, fleckiges, weitgehend symmetrisch angelegtes Brustdrüsenparenchym.
- Auffallend ist eine irreguläre Verdichtung rechts im mediolateralen Strahlengang in der unteren Brusthälfte, die im kraniokaudalen Strahlengang nur ein angedeutetes Korrelat findet. Kein Mikrokalk.
- Unter Kenntnis des Mammographiebefundes ist jetzt angedeutet eine eher teigige Resistenz in diesem Bereich zu tasten.

Weiterführende Diagnostik:

- *Ultraschall* (Abb. unten): Dieser zeigt eine echoarme, polygonal begrenzte Struktur von knapp 2 cm Größe mit geringer dorsaler Schallverstärkung und nur partiellen dorsalen Schallauslöschungsphänomenen im Kantenbereich.
- *Kernspintomographie und Feinnadelpunktion:* Zweifelsfrei besteht bereits zu diesem Zeitpunkt eine klare Indikation zur operativen Abklärung. Bei einer gerade 28jährigen Patientin wünscht man sich allerdings vor der Operation eine definitive Diagnose. Aus diesem Grund werden eine Kernspintomographie und eine ultraschallgezielte Feinnadelpunktion durchgeführt. Die Kernspintomographie (Abb. rechts) zeigt einen 1 cm großen Herdbefund mit karzinomtypischer KM-Dynamik unten innen rechts. Der Befund der Feinnadelpunktion lautet: M-Pap IV a.
- *Operative Diagnose:* Intermediär differenziertes DCIS rechts (pTis, N0, M0, GII).

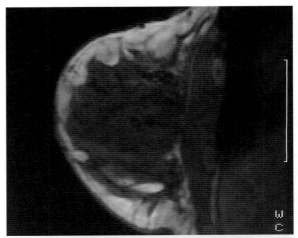

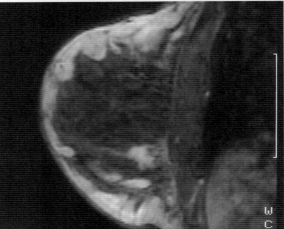

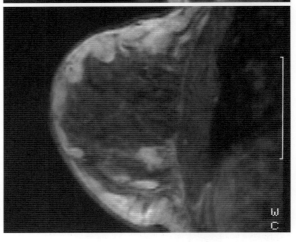

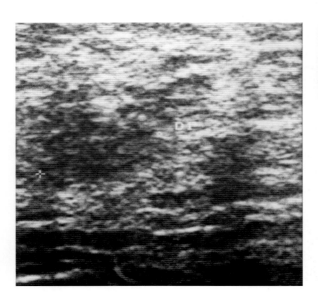

Kommentar:

Ein Fall, der die Bedeutung zur Mammographie ergänzender Verfahren zeigt. Ausgehend von einem vagen Mammographiebefund wird schrittweise die Diagnose des Mammakarzinoms gestellt: DCIS ohne mammographisch nachweisbaren Mikrokalk. Der Fall demonstriert aber auch, wie wichtig eine erste orientierende Betrachtung der Mammographiebilder aus größerer Distanz ist, um Asymmetrien zu erfassen. (Die Lupenbetrachtung allein hätte hier nicht zur Diagnose geführt.)

25

45jährige Patientin. Routinemammographie. Keinerlei Beschwerden.
Rechts tastet man im Übergang vom oberen äußeren zum unteren äußeren Quadranten einen flachen Knoten.

Fragen:

- Wie würden Sie das Parenchym beschreiben?
- Wie würden Sie den Herdbefund rechts beschreiben?
- Was können Sie zur Anordnung des Herdbefundes sagen?
- Wie lautet Ihre Diagnose?

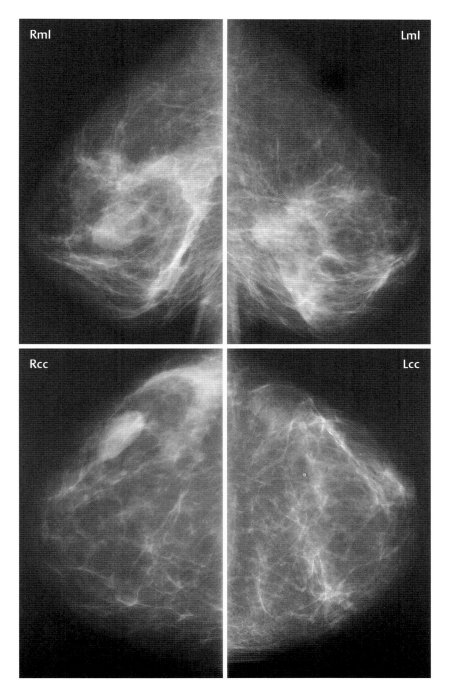

Befund:

Involution des Drüsengewebes mit vorwiegend noch bindegewebigen Reststrukturen und etwas versprengten Drüsenarealen, vorwiegend oben außen rechts.
Glatt begrenzte Verdichtungsstruktur im Übergang vom oberen äußeren zum unteren äußeren Quadranten rechts mit Halo-Zeichen. Der Herd ist entlang der intramammären Linien zur Mamille hin ausgerichtet.
Beginnend schalig verkalkter 6 mm großer Herd oben außen links.

Diagnose:

Flaches Fibroadenom rechts.
Beginnend schalig verkalktes Fibroadenom oben außen links.
Involution des Drüsengewebes beidseits bei leichter Mastopathie.

Kommentar:

Sowohl die Ausrichtung (entlang der intramammären Linien zur Mamille hin) als auch das Halo-Zeichen sind Hinweise (keine Beweise!) auf Gutartigkeit. Gleiches gilt für die schalige Verkalkung. Eine Sonographie (keine Abb.) stellt nicht nur die Differentialdiagnose zur Zyste. Die fehlende dorsale Schallabschwächung und die glatte Begrenzung machen zudem ein Malignom unwahrscheinlich.
Trotzdem sollte bei einem solitären intramammären Herd eine weitere Abklärung z. B. durch Feinnadelpunktion erfolgen. In unserem Fall gab es mehrere Jahre zurückliegende Vormammographien, die ein identisches Bild zeigten.

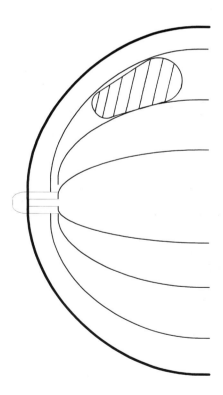

Entlang der trabekulären Struktur der Mamma orientierte Raumforderung: Zeichen (nicht Beweis!) der Gutartigkeit.

26

71jährige Patientin.
Diese Patientin war 2 Tage vor der Mammographie nach Pneumonie von der Intensivstation verlegt worden. Dem Stationsarzt war eine teigige Schwellung der linken Mamma aufgefallen.

Frage:

- Können sie mammographisch eine Diagnose stellen?

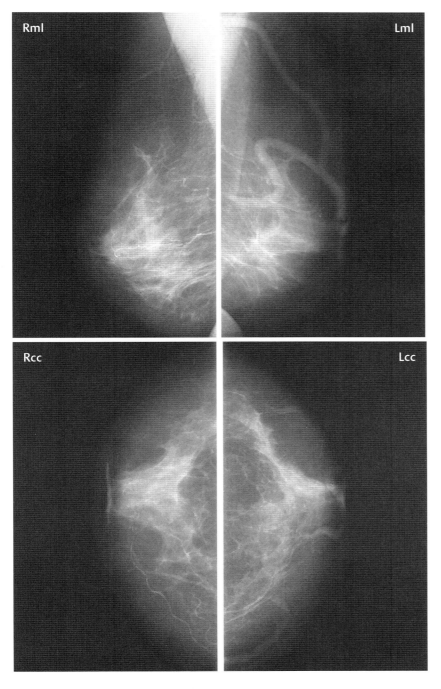

Befund:

- Altersentsprechend reduziertes Brustdrüsenparenchym mit geringen seitengleichen fibrotischen Reststrukturen.
- Allenfalls gering verminderte Strahlentransparenz links, keine Verdickung der Kutis.
- Arterielle Gefäßverkalkungen beidseits.
- Weite Hautvene links.
- Kein umschriebener Parenchymbefund, kein Mikrokalk.

Diagnose:

Frische Axillarvenenthrombose nach peripherem Verweilkatheter.

Kommentar:

Aufgrund des seitendifferenzierten Palpationsbefundes sollte ein diffuses Mammakarzinom ausgeschlossen werden. Hierfür fehlen aber sämtliche Kriterien:
- keine relevante Seitendifferenz in der Strahlenabsorption,
- keine Verdickung von Kutis und Subkutis,
- kein umschriebener Herdbefund, kein Mikrokalk usw.

Die dilatierten Venen und die Anamnese sind richtungweisend. Der Befund muß frisch sein, da noch keine Zeichen einer länger bestehenden Stauung nachzuweisen sind.

27

36jährige Patientin.
Tastbefund seit einigen Wochen. Inspektorisch keine Auffälligkeiten. Palpatorisch Nachweis einer umschriebenen knotigen Verhärtung im oberen äußeren Quadranten perimamillär rechts. Die Verhärtung ist auf dem Unterhautfettgewebe gut verschieblich.

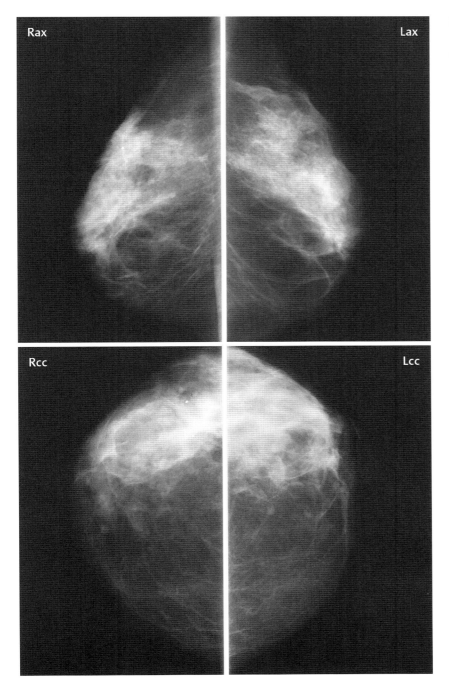

Fragen:

- Wie würden Sie die Parenchymstruktur beschreiben?
- Was läßt sich zur Drüsensymmetrie sagen?
- Welche Verkalkungen sehen Sie? Bitte werten Sie die Verkalkungen!
- Welche weiterführenden Maßnahmen würden Sie unter welcher Verdachtsdiagnose vorschlagen?

Fall 27

Befund:

Der Brustdrüsenkörper ist beidseits mit Betonung der oberen äußeren Quadranten mastopathisch verändert. Der Seitenvergleich zeigt im oberen äußeren Quadranten rechts eine asymmetrische Verdichtung. Obwohl die Drüsenarchitektur gestört ist, findet sich bei diesem relativ großen Tumor eine nur geringe zirrhöse Komponente. Nachweis einzelner, nicht malignomtypischer Makroverkalkungen.

Diagnose

Fraglich malignomverdächtiger Befund im oberen äußeren Quadranten rechts. Weitere Abklärung mittels anderer bildgebender Verfahren erforderlich.

Weiterführende Diagnostik

- *Sonographie* (ohne Abb.). Sie zeigt den Herdbefund ohne pathognomonisches Befundmuster.
- Die *Kernspintomographie* (Abb. rechts). Sie zeigt einen sternförmig konfigurierten Tumor. Dabei spricht die KM-Dynamik (kontinuierlicher Signalintensitätsanstieg im Verlauf der Studie) eher für eine gutartige Veränderung. Keines der bildgebenden Verfahren kann eine Klärung bringen, so daß der Befund bioptisch abgeklärt wird.
- *Histologische Diagnose.* Ausgeprägte, herdförmig proliferierende fibrozystische Mastopathie mit umschriebener lobärer Adenose. Kein Hinweis auf ein Malignom.

Kommentar:

In der Praxis wird es nicht selten Fälle geben, die durch die bildgebende Diagnostik nicht zu klären sind. Es ist wichtig, keine falsche Sicherheit in irgendeine Richtung vorzuspielen. Man muß den Mut haben, „Ich weiß es nicht!" zu sagen.

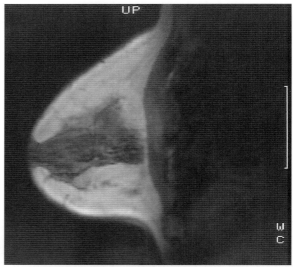
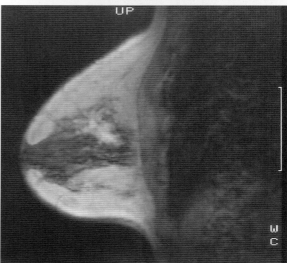
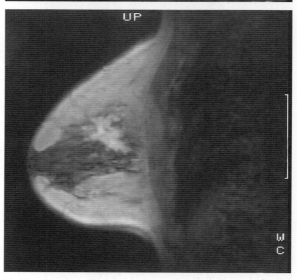

Die Kernspintomographie zeigt einen sternförmigen Bezirk mit „gutartiger" KM-Dynamik.

28

84jährige Patientin.
Die Patientin wird seit einigen Tagen von ihrer Tochter gepflegt. Dieser ist eine Verhärtung der rechten Mamma aufgefallen. Die rechte Mamma ist verhärtet, die gesamte Haut infiltriert, teils fleckig gerötet. Die Hautveränderungen reichen über die Mamma hinaus. In der Axilla sind keine Lymphknoten tastbar.

Fragen:

- Wie lautet Ihre Diagnose?
- Wie lautet Ihr Therapievorschlag?

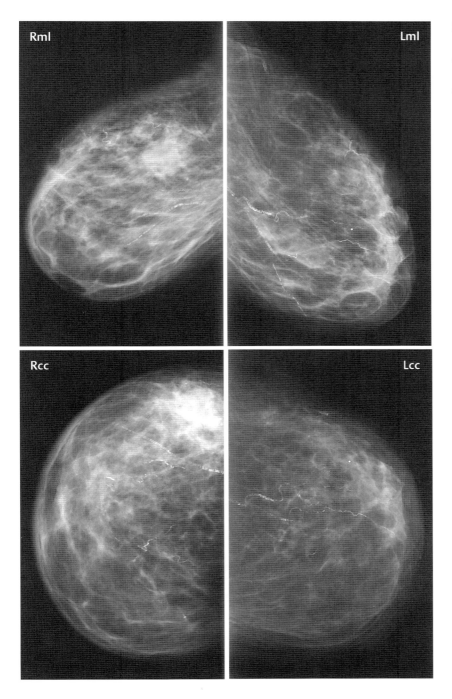

Fall 28

Befund:

An der Diagnose eines ausgedehnten Mammakarzinoms bestehen keine Zweifel:
- großer Tumorknoten mit kleineren Satellitenknoten,
- globale Vergröberung der Parenchymstrukturen,
- Infiltration der Kutis.

Diagnose:

Cancer en Cuirasse.

Therapievorschlag: Natürlich denken Sie an eine „aktive" Therapie. Der Befund wird mit der geistig sehr regen 84jährigen (und ihrer Tochter) besprochen. Die Patientin hat die ersten Veränderungen an der rechten Mamma vor 4 Jahren bemerkt. Ihr war damals schnell klar, daß es Brustkrebs ist. Da sie als Diabetikerin zusätzlich an einer fortgeschrittenen Herz- und Niereninsuffizienz leidet, ist sie überzeugt, daß der Brustkrebs sie überleben wird. Zur Mammographie sei es nur auf Drängen der Tochter gekommen. Die Patientin lehnt jede Therapie ab. Dieses „Geld" könne man den Krankenkassen sparen.

Kommentar:

Was die Prognose des Tumors anbelangt, hatte die Patientin recht, was ihre allgemeine Lebenserwartung betraf, hat sie die Situation – zum Glück – zu pessimistisch gesehen. 1 Jahr später wurde eine erneute Mammographie durchgeführt (Abb. unten). Der zentrale Tumor ist etwas größer geworden und unschärfer begrenzt, eine relevante Befundänderung liegt jedoch nicht vor.
- Mammakarzinome in hohem Alter wachsen erwartungsgemäß meist sehr langsam.
- Wir können eine Diagnose stellen, eine medizinisch begründete Therapie vorschlagen und der Patientin die zur Entscheidung notwendige medizinische Information geben. Die Entscheidung muß die Patientin aufgrund ihrer Lebensumstände und -einstellung selbst treffen.

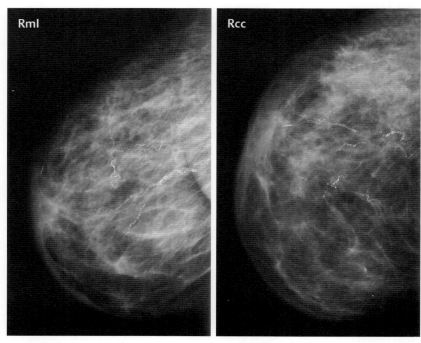

Die Kontrollmammographie nach 1 Jahr zeigt keine wesentliche Zunahme des Tumors.

29

42jährige Patientin.
Sie wird von einem Kardiologen zur Myokardszintigraphie wegen erheblicher pektanginöser Beschwerden bei unauffälligem Belastungs-EKG überwiesen. Beim Anlegen der Elektroden bittet sie die MTA, nach einem Knoten in der linken Mamma zu sehen.

Frage:

- Wie lautet Ihre Diagnose?

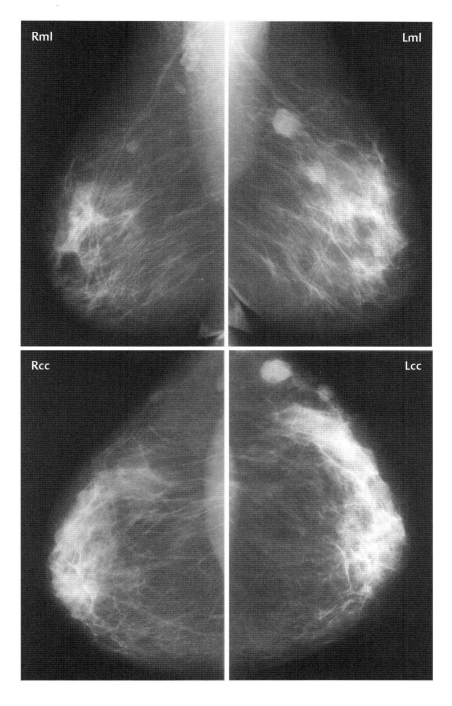

Fall 29

Befund:

Nachweis zweier unscharf begrenzter Rundherde oben außen links, in der axillären Aufnahme 2 deutlich vergrößerte homogene Lymphknoten in der Axilla. Sonographisch unscharf polygonal begrenzte echoarme Rundherde, allerdings ohne dorsale Schallverstärkung.

Diagnose:

Multifokales Mammakarzinom mit axillärer Lymphknotenmetastasierung.

Kommentar:

Der Fall bietet diagnostisch keine Probleme, ist jedoch aus mehreren Gründen interessant:
- Es besteht ein auffallendes Mißverhältnis zwischen der Größe der Primärtumoren und der Größe der Lymphknotenmetastasen.
- Der Weg zur Diagnose: Man ist geneigt, einen Zusammenhang zwischen den offensichtlich nicht kardial bedingten pektanginösen Beschwerden und dem Mammakarzinom links zu sehen. Entweder wurde ein Körpersignal durch die Patientin mißgedeutet und als kardial bedingt interpretiert oder – wahrscheinlicher – wurde eine Bahnung in Richtung Herzkranzgefäßerkrankung vorgenommen, um die drohende Diagnose eines Mammakarzinoms abzuwehren. Wir sollten auf die physischen und psychischen Signale unserer Patienten sehr genau achten.
- Das Mammakarzinom läßt sich auch nuklearmedizinisch darstellen. In letzter Zeit gibt es Veröffentlichungen mit dem hier zur Herzdiagnostik verwendeten Tracer ^{99}Tc-Sestamibi, vor allem aber auch mit dem PET-Tracer 18-FDG. Obwohl die theoretischen Möglichkeiten der Nuklearmedizin (monoklonale Antikörper, spezifischer Tumorstoffwechsel) sehr groß sind, fehlt bisher der ideale Tracer. Das sich jedoch auch kleinere, in der bildgebenden Diagnostik als unspezifisch einzustufende, aber metastatisch befallene Lymphknoten durch einen erhöhten Glucosestoffwechsel auszeichnen und damit bei Untersuchungen mit 18-FDG nachweisbar sind, steht die präoperative Metastasendiagnostik mit der PET bei gesichertem Mammakarzinom an der Schwelle zur klinischen Diagnostik (PET-Konsens-Konferenz 1995).

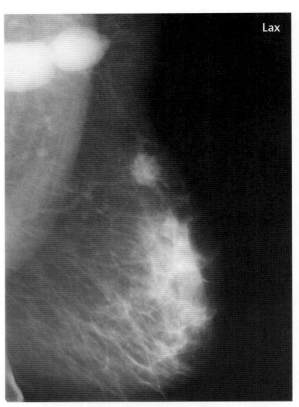

Die axilläre Röntgenmammographie zeigt große Lymphknotenmetastasen.

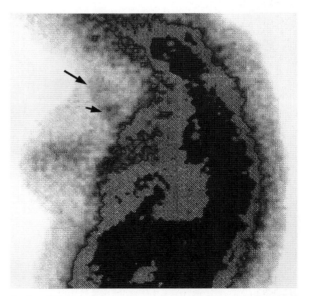

Auch nuklearmedizinisch lassen sich Primärtumor (kurzer Pfeil) und Lymphknotenmetastasen (langer Pfeil) darstellen.

30 60jährige Patientin. Routineuntersuchung. Die Patientin selbst hat nichts bemerkt.
Man tastet im Übergang vom äußeren zum inneren oberen Quadranten li. einen kleinen derben Knoten mit einem Durchmesser von ca. 1,5 cm.

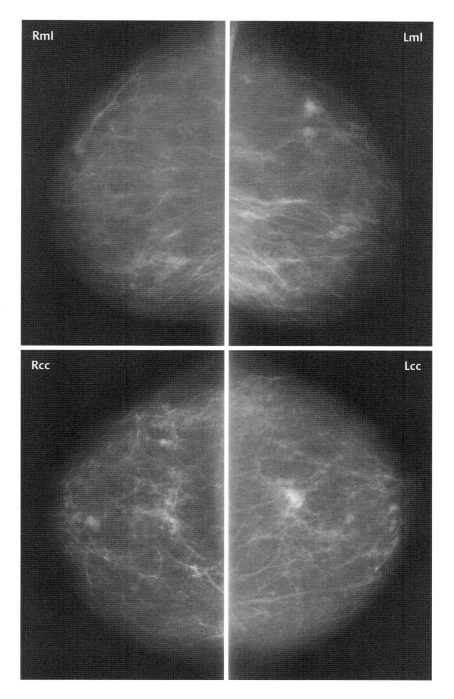

Fragen:

- Welche unterschiedlichen Strukturen erkennen Sie?
- Halten Sie einen der Befunde für malignomverdächtig?
- Würden Sie weiterführende diagnostische Maßnahmen für sinnvoll erachten?

Befund:

Ca. 1 cm große Verdichtungsstruktur links mit radiären Ausläufern zur Umgebung im Übergang vom äußeren oberen zum inneren oberen Quadranten, 1,5 cm unterhalb der Hautoberfläche, etwa 7 cm von der Mamille entfernt links.
Nachweis von 2 winzigen Mikroverkalkungen innerhalb dieses „szirrhösen" Herdes.
Glatt begrenzte Rundschattenformationen mit Halo-Zeichen, möglicherweise gelappt direkt unterhalb des szirrhösen Herdes links. Dieser Herd projiziert sich in der kraniokaudalen Aufnahme über den szirrhösen Herd.
Im Übergang vom äußeren zum inneren oberen Quadranten rechts findet sich, mehrfach gelappt, in einer Tiefe von 1 cm von der Hautoberfläche an gerechnet ein weiterer Herd. Keine Mikroverkalkungen.

Diagnose:

- Kleines szirrhöses Karzinom im Übergang vom äußeren oberen zum inneren oberen Quadranten links.
- Direkt kaudal hiervon ein 8 mm großes Fibroadenom.
- Gelapptes Fibroadenom im Übergang vom äußeren zum inneren oberen Quadranten rechts.

Kommentar:

Eine weiterführende Diagnostik ist aufgrund der Eindeutigkeit des Befundes zunächst nicht erforderlich. Etwa 95% der sternförmigen Verschattungen und 30% der Mikroverkalkungen liegen Karzinome zugrunde, während nur 5% der glatten Rundherde bösartig sind (Barth 1994). Somit ist ein szirrhöser Herd mit Mikroverkalkungen grundsätzlich operationspflichtig. Probleme bereiten vorwiegend ältere Narben, die ein ähnliches Bild imitieren können. Auch hier ist jedoch Vorsicht geboten, da szirrhöse Karzinome natürlich auch im Narbengebiet entstehen können.

31 Bei diesen 4 Patientinnen wird im Rahmen der nächsten Kontrollmammographie ein Mammakarzinom diagnostiziert werden.

Frage:

- Können Sie in allen 4 Fällen das Karzinom bereits identifizieren?

Es geht bei den 4 vorgestellten Fällen um die Frage: „Intervallkarzinom oder Fehldiagnose"? Bitte lassen Sie sich für die Bildanalyse Zeit, bevor Sie weiterlesen. Sie brauchen übrigens nicht nach Mikrokalk zu suchen. Er spielt bei allen Fällen keine Rolle.
Die retrospektive Beurteilung von Mammographieaufnahmen, sei es von Fremdaufnahmen oder von eigenen Aufnahmen, ist eine problematische Angelegenheit, da das Karzinom im Regelfall bereits auf den Voraufnahmen sichtbar ist. Hinterher ist man immer klüger!
Da Sie die Karzinome aber erst jetzt sehen werden, hatten Sie die gleiche Chance wie der Erstbegutachter. Lagen Sie mit Ihrer Diagnose richtig?

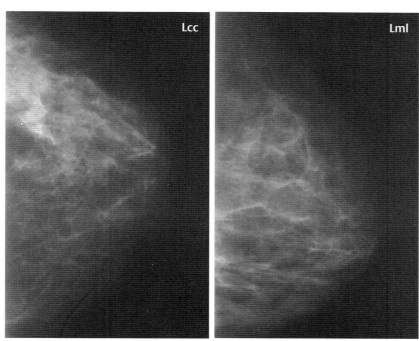

Patientin A

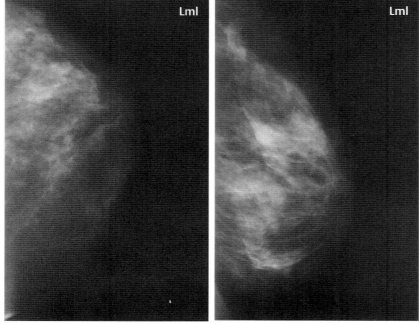

Patientin B

Fall 31

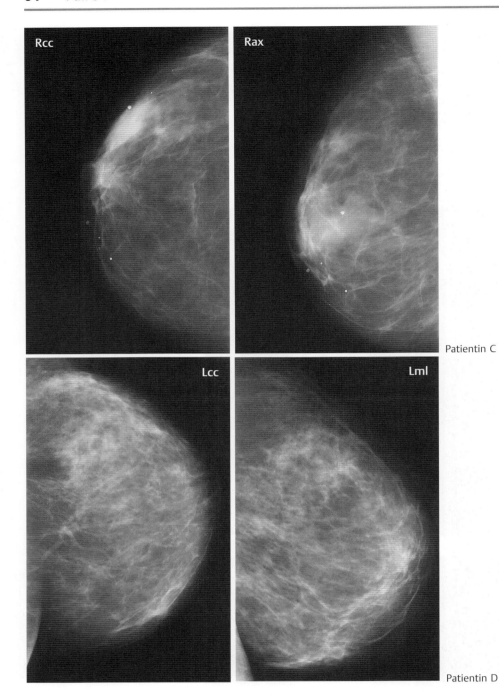

Patientin C

Patientin D

Antworten:

Patientin A:
Durch falsche Einstelltechnik übersehenes Karzinom. Auf den Erstaufnahmen sind szirrhöse Ausläufer des Karzinoms in kraniokaudaler Projektion am Bildrand sichtbar. Bereits die Erstuntersuchung erfolgte wegen eines tastbaren Knotens. Die Patientin gibt an, daß sie bei dieser Mammographie nicht untersucht worden sei (?!). Es sei alles sehr hektisch gewesen.

Patientin B:
Ausgedehntes (Doppel-)Karzinom links im Übergangsbereich vom oberen äußeren zum oberen inneren Quadranten. Dieses Karzinom hätte ebenfalls auf den Voraufnahmen diagnostiziert werden können.

Patientin C:
Offensichtlich ein echtes Intervallkarzinom. Es wäre spannend zu wissen, an welcher Stelle Sie

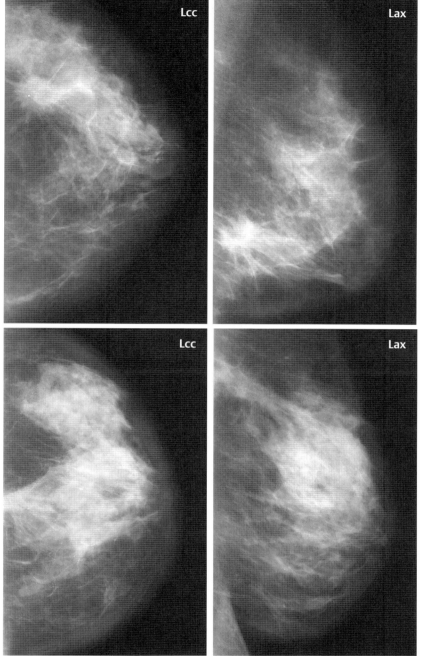

Patient A: Kontrollmammographie nach 2 Jahren.

Patientin B: Kontrollmammographie nach 6 Monaten.

bei diesem Fall das Karzinom vermutet haben. Es ist immer wieder überraschend, welche Strukturen selbst „Profis" bei solchen Fragestellungen plötzlich retrospektiv als Karzinome zu erkennen glauben. Ein Beweis wie schwierig das „Mammographiegeschäft" ist.

Patientin D:
Ebenfalls ein übersehenes Karzinom durch falsche Einstelltechnik. Auf der Erstmammographie (kraniokaudale Projektion) sind angedeutet die szirrhösen Ausläufer erkennbar.

Kommentar:

Die 4 Fallbeispiele sollten Ihnen klar vor Augen führen, daß Sie nie eine definitive Aussage über Mammographieaufnahmen ohne Anamnese, Tastbefund, Vergleich mit Voraufnahmen und – soweit möglich und erforderlich – Zusatzuntersuchungen (insbesondere Untralschall) treffen sollten!
Verschiedene Studien geben die Zahl von Intervallkarzinomen zwischen 40 (!) und 10% an mit fallender Tendenz über die Zeit, offensichtlich aufgrund verbesserter Technik und Ausbildung.

Fall 31

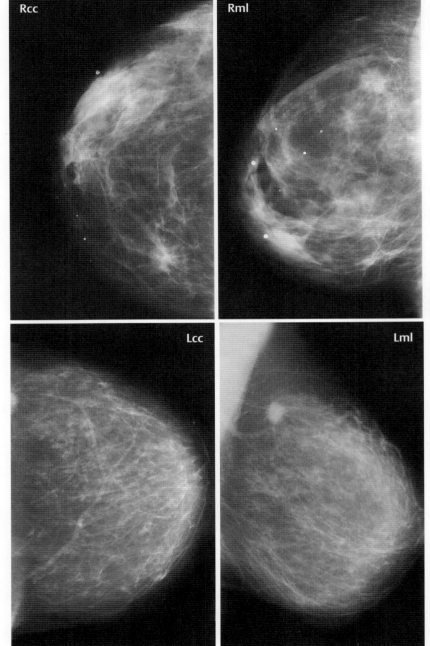

Patientin C: Kontrollmammographie nach 4 Jahren.

Patientin D: Kontrollmammographie nach 1½ Jahren.

Warum werden Mammakarzinome übersehen? Selbstverständlich spielen mangelhafte Technik und unzureichende Ausbildung bzw. Erfahrung eine Rolle. Aber selbst der erfahrenste Mammographeur wird sich an schmerzliche Niederlagen erinnern.
Gründe hierfür können sein:
- zu großes Selbstbewußtsein,
- Mißachtung des klinischen Befundes,
- zu große Hektik,
- zu viele Untersuchungen.

(Nach 40 Mammographiepatientinnen mit Anamneseerhebung, klinischer Untersuchung, Ultraschalluntersuchung sowie intensiver Betrachtung von leicht 300 Mammographieaufnahmen [mit Voraufnahmen] sieht man leicht „den Wald vor lauter Bäumen" nicht mehr.) Vielleicht läßt sich so manche krasse Fehlbeurteilung erklären. In unserem Institut versuchen wir diesem Dilemma dadurch zu entgehen, daß Mammographieaufnahmen grundsätzlich von 2 erfahrenen Radiologen begutachtet werden (im Rahmen der Weiterbildung also Dreifachbegutachtung).

32

64jährige Patientin.
Sie tastet einen Knoten oberhalb der linken Mamille.

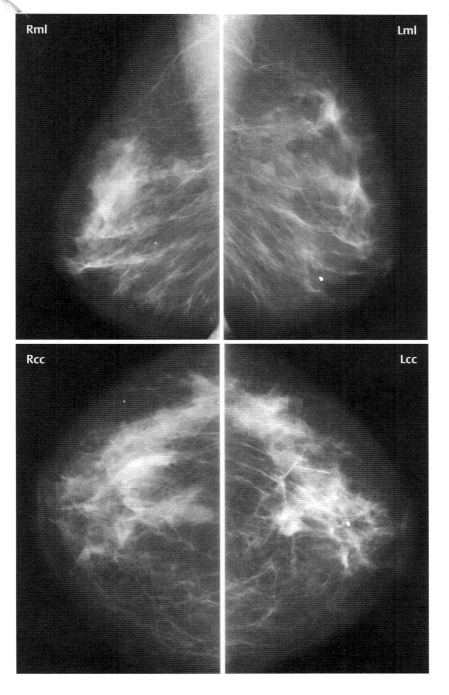

Fragen:

- Haben Sie an der Diagnose des Mammakarzinoms Zweifel?
- Sehen Sie ein Zweitkarzinom?
- Halten Sie Zusatzuntersuchungen für erforderlich?

Fall 32

Befund:

- Im Bereich des Palpationsbefundes unscharf begrenzter Tumor mit radiären Ausläufern und polymorphen Mikroverkalkungen.
- In mediolateraler Projektion kleiner, glatt begrenzter Rundherd, weiter dorsal und kaudal. Dieser ist in kraniokaudaler Projektion nicht abgebildet.
- Beidseits einzelne kleine Makroverkalkungen.
- Beidseits kein weiterer, zwingend tumorsuspekter Befund.

Diagnose:

Überwiegend szirrhös wachsendes Mammakarzinom links.

Weiterführende Diagnostik:

Sonographie und Kernspintomographie sind erforderlich (s. Kommentar).

Kommentar:

Die Diagnose des Mammakarzinoms ist eindeutig, bezüglich der Diagnosesicherung sind Zusatzuntersuchungen nicht erforderlich.
Leider ist es immer noch die Regel, daß Patientinnen mit solchen Befunden direkt operiert werden. Dabei zeigen Untersuchungen, daß z. B. die zusätzliche MR-Mammographie in bis zu 1/4 der Fälle zu einem Tumor-Upgrading und damit zu einer geänderten Therapie führt. Der glatt begrenzte Rundherd dorsal kaudal des Tumors könnte z. B. einem kleinen intramammären Lymphknoten entsprechen. Im vorliegenden Fall zeigte die MR-Untersuchung ein solitäres Karzinom (s. Abb.).
Die Diskussion darüber, ob und wann auf eine präoperative Diagnostik auf regionale und Fernmetastasen überhaupt verzichtbar ist, würde den Rahmen dieses Buches sprengen. Unsere Erfahrung zeigt, daß eine solche Diagnostik auch bei fortgeschrittenen Karzinomen praktisch immer erst nach der Operation durchgeführt wird.

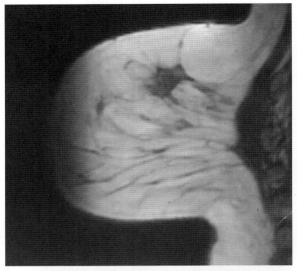

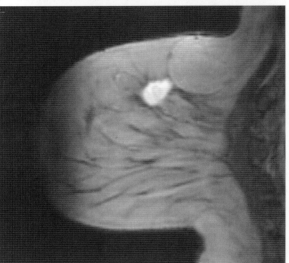

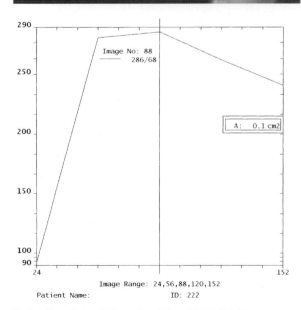

Steiler Signalintensitätsanstieg (über 100% des Ausgangswertes) innerhalb der ersten Minuten mit Signalintensitätsabfall auf den Spätaufnahmen: kernspintomographischer Hinweis (nicht Beweis!) auf Malignität.

33

66jährige Patientin.
Sie tastet in einem Areal von etwa 5 cm Größe einen Knoten. Mammographisch und sonographisch zeigt sich der Befund eines etwa 2 cm großen, teils szirrhös wachsenden Karzinoms.

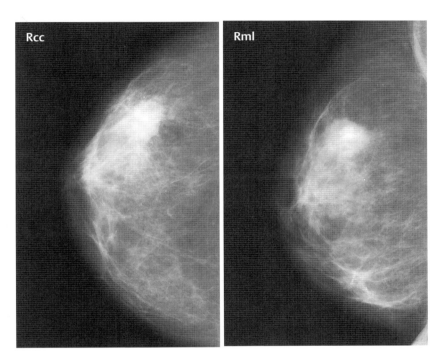

Frage:

- Wie weit geht die Tumorinfiltration?

Fall 33

Kommentar:

Typisch für szirrhös wachsende Karzinome ist, daß der Tastbefund ausgedehnter ist, als der mammographische oder sonographische (rechts oben) Befund.

Der Tastbefund entspricht in der Regel der tatsächlichen Tumorausdehnung in den Milchgängen. Als Faustregel kann gelten, daß die Tumorinfiltration nach allen Seiten etwa der Größe des mammographischen Tumorkernschattens entspricht. Bei schnellwachsenden Karzinomen geht die Tumorinfiltration dagegen wenig über den mammographischen Befund hinaus. Dies entspricht auch dem Palpationsbefund. Die Verhältnisse werden im Präparatradiogramm (rechts unten) deutlicher.

Das Präparatradiogramm ist ein absolutes Muß, insbesondere bei der Operation schlecht faßbarer Läsionen oder wenn es darum geht, suspekten Mikrokalk zu entfernen. Erschreckend für uns ist die Tatsache, wie selten die Präparatradiographie tatsächlich durchgeführt wird.

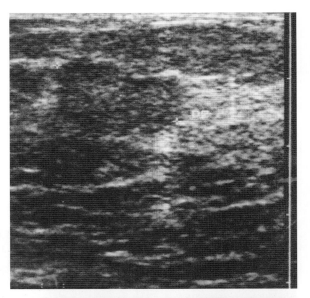

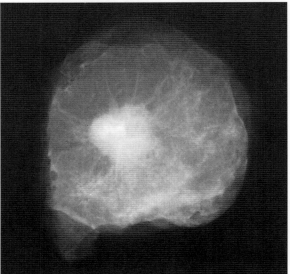

34

44jährige Patientin.
Sie gibt an, seit 1 Woche einen schmerzhaften Knoten in der linken Mamma zu tasten. Die Palpation zeigt einen derben, mehrere Zentimeter großen schmerzenden Knoten links retromamillär.

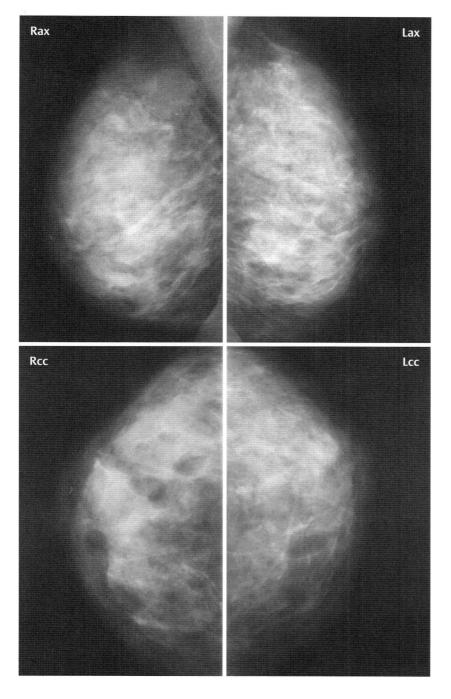

Fragen:

- Welches Parenchymmuster zeigt die Mammographie?
- Können Sie den Knoten lokalisieren?
- Erkennen Sie Mikroverkalkungen?
- Welche weiterführenden diagnostischen Maßnahmen würden Sie unter welcher Verdachtsdiagnose durchführen?

Fall 34

Befund:

- Diffus feinfleckig verändertes Brustdrüsenparenchym beidseits.
- Ein umschriebener Knoten ist links retromamillär nicht abgrenzbar.
- In der oberen Brusthälfte rechts große Rundherde mit Halo-Zeichen.
- Kein Mikrokalk.

Weiterführende Diagnostik:

Die Ultraschalluntersuchung zeigt eine zystische Mastopathie beidseits mit mehreren, bis zu 1 cm großen Zysten sowie größerer Zyste oben außen rechts. Der Palpationsbefund entspricht ebenfalls einer etwa 2 cm großen Zyste (unten links).

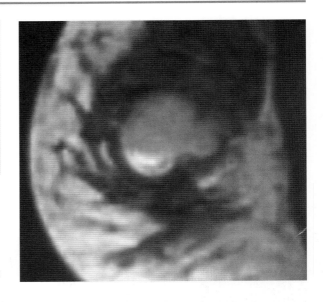

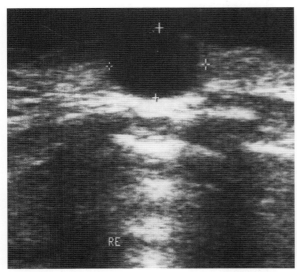

Auch bei 7,5 MHz signalfreie Zyste.

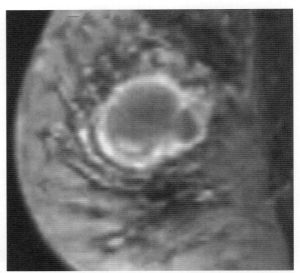

In der Kernspinmammographie nativ (oben) glatt begrenzte signalreiche Struktur, die nach KM-Gabe (unten) wandständig stark und in der Umgebung diffus signalreicher wird.

Diagnose:

Infizierte Zyste links retromamillär bei zystischer Mastopathie.

Kommentar:

Die Diagnostik ist damit zunächst abgeschlossen. Unter Antibiotikagabe kann die Zyste therapeutisch punktiert werden. Die Patientin lehnt die Punktion zunächst ab. Aus retrospektiv nicht mehr nachzuvollziehenden Gründen wird eine Kernspintomographie durchgeführt (Abb. rechts). Die Zyste, die sonographisch eher blande erschien, imponiert in der Kernspintomographie nativ signalreich (Eiter). Nach KM-Gabe markiert sich die entzündlich verdickte Zystenwand. Zusätzlich ist die entzündliche Reaktion des umgebenden Mammagewebes erkennbar. Aufgrund der perifokalen Mastitis konnte die Zyste offensichtlich im Mammogramm nicht eindeutig identifiziert werden.

35

45jährige Patientin.
Sie klagt seit 1 Woche zunehmend über Schmerzen in der linken Mamma. Die Haut ist leicht gerötet, die Mamma überwärmt, die Palpation schmerzhaft. Ein Tumor ist nicht zu tasten.

Frage:

- Finden Sie Anhaltspunkte für ein Karzinom?

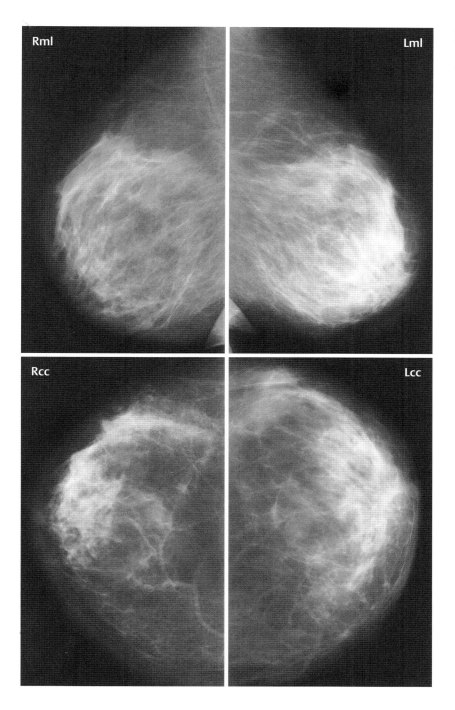

Befund:

- Diffus leicht verminderte Strahlenabsorption des Brustdrüsenparenchyms links, verdickte Cooper-Ligamente.
- Kein umschriebener suspekter Parenchymbefund, kein Mikrokalk.
- Subkutanes Fettgewebe beidseits unauffällig.

Diagnose:

Wahrscheinlich Mastitis.

Kommentar:

Die nichtpuerperale Mastitits ist für die Patientin ein höchst beunruhigener Befund. Erfreulicherweise ist sie weitaus häufiger als ein inflammatorisches Mammakarzinom. Beide Krankheitsbilder können sehr schwer zu differenzieren sein. Führendes Kennzeichen des inflammatorischen Karzinoms ist der Befall der Lymphbahnen mit verstärkter Zeichnung auch des subkutanen Fettgewebes. Dieser Befund fehlt hier völlig. Häufig findet sich bei der genauen Analyse der Mammogramme bei einem inflammatorischen Mammakarzinom dann doch ein umschriebener Tumor (allerdings kann auch eine Mastitits abszedieren). Gelegentlich zeigt sich das Bild diffus infiltrierter Milchgänge. Weder Sonographie noch Kernspintomographie sind zur weiteren Abklärung hilfreich. Im vorliegenden Fall spricht alles für eine Mastitis.

36 47jährige Patientin.
Sie kommt zur ersten Mammographie, da sie einen Knoten im Übergangsbereich vom oberen äußeren zum unteren äußeren Quadranten links tastet.

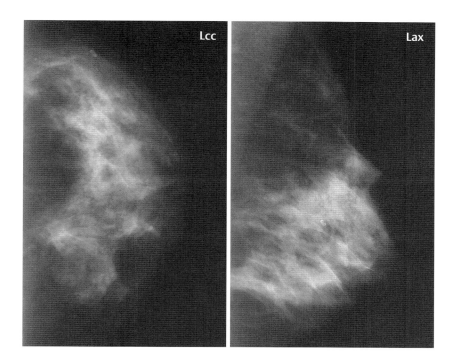

Fragen:

- Halten Sie den Befund für malignomverdächtig?
- Würden Sie Zusatzuntersuchungen durchführen bzw. veranlassen?

Fall 36

Befund:

- Mastopathisch verändertes unruhiges Brustdrüsenparenchym. In kraniokaudaler Projektion erkennt man medial einen nicht sehr schattenintensiven Verdichtungsbezirk mit deutlichen radiären Ausläufern. Der Palpationsbefund liegt aber lateral, medial ist kein umschriebener Tastbefund zu erheben.
- In axillärer Projektion erkennt man in der oberen Brusthälfte einen vom übrigen Parenchym abgrenzbaren Verdichtungsbezirk ohne Mikrokalk.

Mammographische Diagnose:

Unklare Befundkonstellation. Malignomverdacht unten innen links, Palpationsbefund aber außen. Dringend weitere Abklärung erforderlich.

Weiterführende Diagnostik:

Im Bereich des Palpationsbefundes findet sich ein 1 cm großer echoarmer Knoten mit dorsaler Schallabschwächung (Abb. Mitte rechts). Zusätzlich zeigt sich unten innen ein großflächiges, unscharfes echoarmes Areal mit dorsaler Schallabschwächung (Abb. Mitte links).

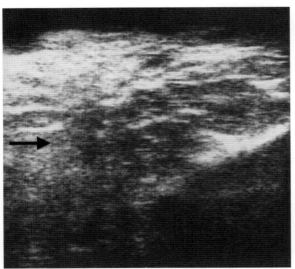

Herdbefund innen.

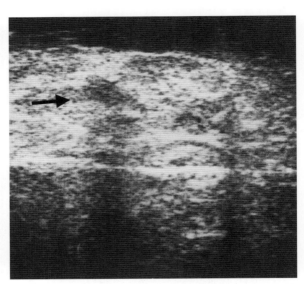

Herdbefund außen.

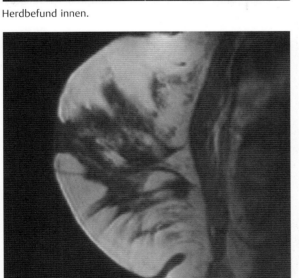

Kernspinmammographie nativ, außen.

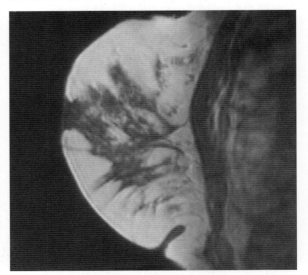

Kernspinmammographie nach KM-Gabe. Karzinomtypischer Herdbefund thoraxwandnah in der unteren Brusthäfte.

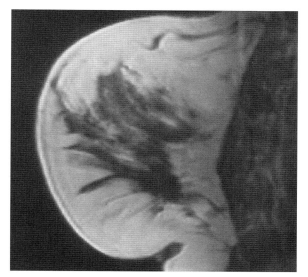

Kernspinmammographie nativ, innen.

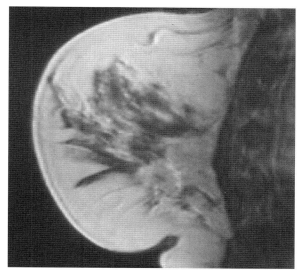

Kernspinmammographie nach KM-Gabe, karzinomtypischer Herd unten.

Im Bereich der sonographisch faßbaren Veränderungen und im Einklang mit der Mammographie zeigt die Kernspintomographie 2 KM-aufnehmende Herde mit karzinomtypischer KM-Dynamik (S. 76, Abb. unten: Befund außen, Abb. oben: Befund innen).

Diagnose:

Doppelkarzinom links.

Die Patientin wurde operiert. Die Histologie zeigte eine fibröse Mastopathie ohne Anhalt für Malignität.
Aufgrund dieser Befundiskrepanz (wir hatten uns bei der Patientin auf ein Doppelkarzinom festgelegt) wird die Patientin erneut zur Mammographie einbestellt (Abb. unten).

Frage:

- Was hat sich geändert, was ist geblieben?

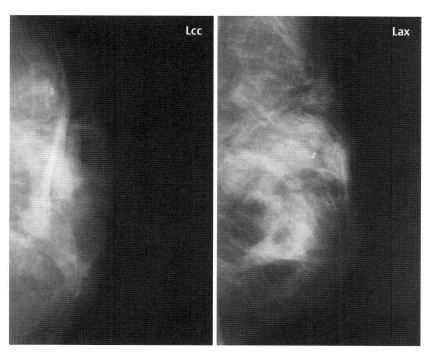

Kontrollmammographie nach Operation.

Fall 36

Befund:

Erhebliche Verziehung des Brustdrüsenparenchyms bei ausgedehnter PE. Der vorbeschriebene Verdichtungsbezirk medial in kraniokaudaler Projektion ist unverändert nachweisbar, er zeigt jetzt eindeutige Malignitätskriterien. Auch die Verdichtung in der unteren Brusthälfte in axillärer Projektion ist größer geworden. Die Mamma-MR (Abb. Mitte und unten) zeigt ebenfalls unverändert die beiden Karzinomherde.

Diagnose:

Trotz ausgedehnter PE nicht entferntes Doppelkarzinom links.

Kommentar:

Sie sind sich einigermaßen sicher, daß Sie die Grundprinzipien der Mammadiagnostik beherrschen. Immer dann, wenn sich ein von Ihnen geäußerter Karzinomverdacht nicht bestätigt, sollten Sie hellwach sein und auf einer weiteren Abklärung bestehen. Nur so können Sie aus eigenen Fehlern lernen, aber auch nur so können für die Patientinnen verhängnisvolle Fehler anderer vermieden werden. Zeigen Sie Selbstbewußtsein, aber auch Bescheidenheit und Lernfähigkeit, was das Verarbeiten von Niederlagen angeht.
Anmerkung: Selbstverständlich wurde bei der Zweitoperation das Doppelkarzinom bestätigt.

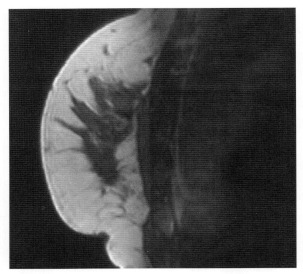

Kernspinmammographie nativ, innen, postoperativ.

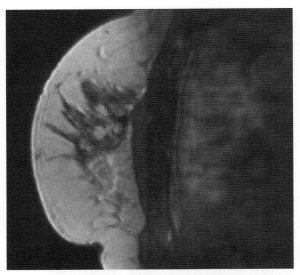

Kernspinmammographie nach KM-Gabe, unverändert karzinomtypischer Befund.

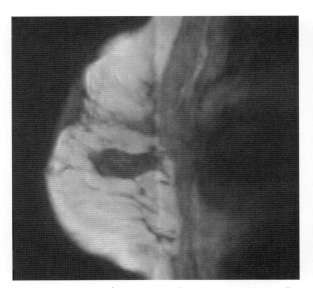

Kernspinmammographie nativ, außen, postoperativ: veränderte Lage des Herds durch narbige Verziehung.

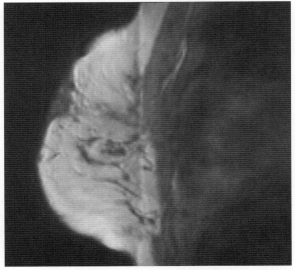

Kernspinmammographie nach KM-Gabe, unverändert karzinomtypischer Befund.

37

Ihre Assistentin teilt Ihnen mit, daß an der Anmeldung eine 16jährige Patientin mit einem Überweisungsschein zur Mammographie steht. Sie wird von ihrer Mutter begleitet.

Fragen:

- Was unternehmen Sie?
- Was hat die Patientin getastet?

Kommentar:

Selbstverständlich reden Sie mit Mutter und Tochter. Grundsätzlich sind Sie verpflichtet, die Indikation zur Röntgenuntersuchung zu überprüfen. Im Regelfall wird es so sein, daß Ihr erster Kontakt mit der Patientin erst dann stattfindet, wenn die Mammographieaufnahmen vorliegen. Dies macht vor allem organisatorisch einen Sinn, zumal die Mammographie auch heute schon überwiegend im Sinne des Screenings eingesetzt wird (die Indikation ist also auf jeden Fall gegeben). Bei Jugendlichen sieht die Situation aber aus folgenden Gründen anders aus:
- Im Regelfall ist das Parenchym so dicht, daß die Mammogramme nicht zu beurteilen sind.
- Die Strahlensensitivität jugendlichen Brustdrüsengewebes ist deutlich höher, die Möglichkeit der Karzinominduktion ist noch nicht ausdiskutiert.
- Gerade bei dichten Brüsten ist die Sonographie der Mammographie überlegen.
- Die Wahrscheinlichkeit eines Mammakarzinoms ist sehr gering.

Die Patientin tastet einen nicht verschieblichen Knoten im Bereich der unteren Mammaumschlagsfalte, die Mutter war vor 1 Jahr an einem Mammakarzinom operiert worden und ist beunruhigt. Sie selbst können den Tastbefund nicht nachvollziehen.

Nachdem Sie den angeblichen Tastbefund nicht nachvollziehen können, lassen Sie ihn sich von der Patientin zeigen (zu diesem Zeitpunkt werden Sie wahrscheinlich die ständigen verbalen Interventionen der Mutter bereits nerven). Der Tastbefund entspricht eindeutig einer Rippe.

Es gelingt Ihnen nur mit Mühe und ausführlicher Ultraschalldemonstration, Patientin und Mutter von dieser Tatsache zu überzeugen.

38

71jährige Patientin.
Sie wird zur Abklärung eines Knotens in der rechten Mamma überwiesen. Oben außen rechts tastet man einen großen, derben, schlecht verschieblichen Tumor mit Infiltration der Kutis.

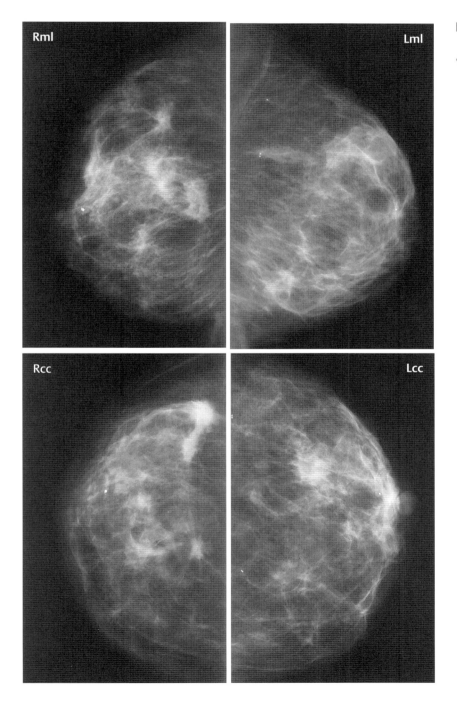

Frage:

- An der Diagnose des Mammakarzinoms bestehen klinisch keine Zweifel. Warum dann noch eine Mammographie?

Befund:

- Durch eine breite Parenchymbrücke verbundener szirrhöser Doppeltumor oben außen rechts mit Infiltration der Kutis.
- Im Übergangsbereich vom oberen äußeren zum oberen inneren Quadranten in der Tiefe des Parenchyms weiteres szirrhöses Karzinom, welches nicht zu tasten war.
- Je länger Sie – unter Kenntnis der rechtsseitigen Karzinome – die Aufnahmen der linken Mamma studieren, um so unsicherer werden Sie werden, ob nicht auch auf dieser Seite kleinere szirrhöse karzinomatöse Veränderungen vorliegen.

Diagnose:

Multifokales Mammakarzinom rechts. Zur Abgrenzung des Befundes und zum Ausschluß eines Mammakarzinoms auch links ist zusätzlich eine MR-Mammographie erforderlich.

Kommentar:

Trotz einer ausgereiften breiten Palette bildgebender diagnostischer Möglichkeiten, gilt auch heute noch die Regel: Jeder palpable Knoten muß bioptisch oder durch eine Feinnadelpunktion abgeklärt werden. Auf diese Abklärung kann allenfalls bei sonographisch blanden Zysten und klassischen Fibroadenomen mit typischem Kalk verzichtet werden. Die Bedeutung der Mammographie liegt aber in der Entdeckung nichtpalpabler Läsionen. Wie groß dabei jedoch die Unsicherheit ist, zeigt die Analyse der linksseitigen Mammographieaufnahmen dieser Patientin.

Bei palpablen Läsionen liefert die Mammographie allerdings entscheidende therapeutische Hinweise:

- Die Differenzierung – benigne – maligne – ist entscheidend besser als bei der klinischen Untersuchung.
- Die Ausdehnung eines Tumors ist besser erfaßbar.
- Nichtpalpable Zweit- oder Drittkarzinome werden entdeckt.

Dies sind unverzichtbare Hinweise für den Operateur.

39 Sie sehen die Mammographieaufnahmen einer 58jährigen Patientin.

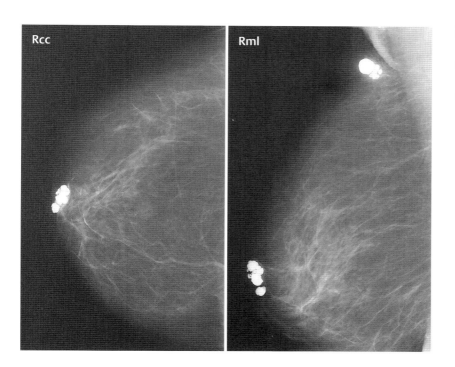

Fragen:

- Wo liegen die Verkalkungen?
- Welche Erkrankung liegt vor?

Befund:

Grobschollige, relativ glatt begrenzte (intraluminale?) Verkalkung perimamillär und in der Axilla, offensichtlich im subkutanen Fettgewebe liegend. Im Brustdrüsenparenchym selbst keine Auffälligkeiten.

Diagnose:

Fox-Fordyce-Krankheit.

Kommentar:

Sie haben sicher den intraluminalen Charakter der subkutan liegenden Verkalkung erkannt. Damit liegt es nahe, an Verkalkungen in Schweißdrüsen zu denken. Einzelne Verkalkungen von Schweißdrüsen axillär oder perimamillär sieht man gelegentlich, eine derartige Häufung hat natürlich einen Namen verdient, den Sie aber wieder vergessen können. Die Patientin hat uns den Namen übrigens mit einem gewissen Stolz und in einem kleinen, von ihr veranstalteten Diagnosequiz mitgeteilt. Sie war mit unserer Leistung (verkalkte Schweißdrüsen) hochzufrieden.

40

Sie sehen Mammographien von 4 Patientinnen, die alle einen Tastbefund (Verhärtung) haben. Betrachten Sie bitte die einzelnen Herde.

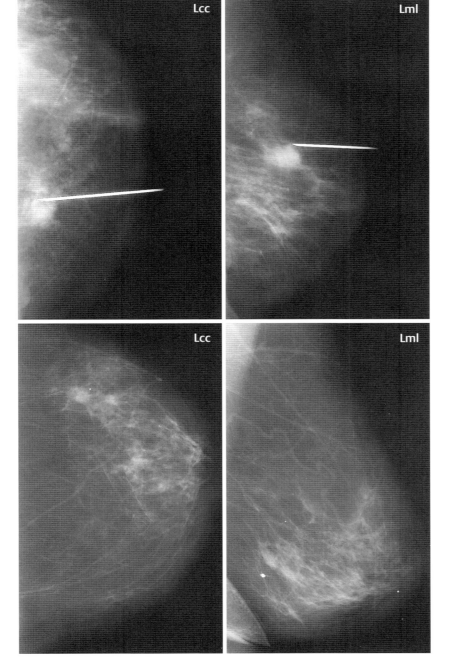

Fragen:

- Wo liegen diese Herde?
- Welche Kriterien würden Sie für Gut- bzw. Bösartigkeit ansetzen?
- Welche Herde würden Sie mit welcher Methode kontrollieren, welche Herde würden Sie primär einer PE zuführen?
- Welchen der Herde würden Sie „prima vista" für bösartig halten?

Patientin A

Patientin B

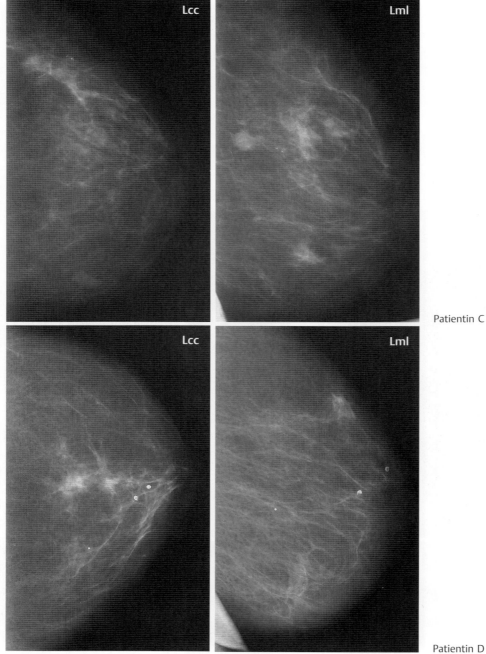

Patientin C

Patientin D

Befund:

Patientin A:
Bei der 58jährigen Patientin findet sich ein ca. 0,8 cm großer, in Teilbereichen glatt begrenzter, insbesondere nach dorsal hin jedoch nicht sicher frei abgrenzbarer Herd, der im oberen inneren Quadranten gelegen ist. Der Herd zeigt bei Lupenvergrößerung vereinzelte ganz kleine Mikrokalzifikationen. Die Aufnahme zeigt die Kontrolle nach präoperativer Markierung. Aufgrund der teilweise unscharfen Begrenzung und der vereinzelten kleinen Mikrokalzifikationen besteht die klare Indikation zur PE. Die histologische Untersuchung ergab ein intramedulläres Papillom. Obwohl das Papillom selbst nicht als Präkanzerose angesehen wird, kommen in seiner Nachbarschaft gehäuft duktale Karzinome vor. Aus diesem Grund ist auch nach erfolgter PE der Patientin eine engmaschige Verlaufskontrolle anzuraten.

Befund:

Patientin B:
Es handelt sich um eine 75jährige Patientin mit einer 1 cm großen Verhärtung unten außen, fraglich verschieblich. In Projektion auf den Tastbefund gelegen sieht man eine 1,3 cm große, rundliche, unscharfe Verdichtungsstruktur. 1 cm weiter mamillenwärts gelegen findet sich eine zweite 0,5 cm große Formation. Die Veränderungen finden sich auf dem Boden eines fibrotischen Grundmusters bei Mammainvolution.

Als weiterführende Maßnahme brachte die Ultraschalluntersuchung keine sichere Differenzierung.
Die Kernspintomographie (Abb. unten) zeigte den Herd mit einer Signalintensitätssteigerung von 200% und einen Signalabfall auf den Spätaufnahmen, somit einen kernspintomographisch hochmalignomsuspekten Befund. Das Karzinom wurde operativ bestätigt.

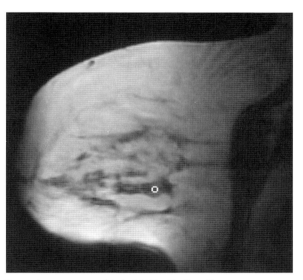

Kernspinmammographie bei Patientin B, nativ.

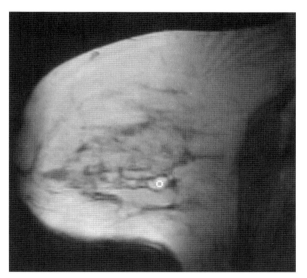

Starker, früher Signalintensitätsanstieg nach KM-Gabe.

Befund:

Patientin C:
Die Bilder der 64jährigen Patientin zeigen im Übergang vom oberen zum unteren äußeren Quadranten eine rundliche, teilweise unscharfe Verdichtungsstruktur, die in der kraniokaudalen Aufnahme am äußeren Rand des Parenchymausläufers nachweisbar ist. Eine zweite rundliche Verdichtungsstruktur findet sich im oberen äußeren Quadranten mittelli- niennahe; eine dritte im unteren inneren Quadranten. Zumindestens die rundliche, teilweise unscharfe Formation im äußeren Parenchymausläufer lateral muß Anlaß zur Sorge geben. Glücklicherweise fand sich von der Patientin eine 2 Jahre zurückliegende Voraufnahme, die die Veränderungen in gleicher Weise zeigte. Die Befunde sind somit als Fibroadenome anzusprechen.

Fall 40

Befund:

Patientin D:
Bei der 74jährigen Patientin findet sich ein kleiner szirrhöser Herd im Übergang vom äußeren zum inneren oberen Quadranten. Dieser Herd zeigt alle Kriterien eines Malignoms. Sie sehen das Präparatradiogramm, das die sternförmige Struktur mit seinen Ausläufern zur Umgebung noch besser darstellt (Abb. unten).
Die histologische Aufarbeitung ergab ein szirrhöses Karzinom.

Kommentar:

3 der dargestellten Fälle sollten operativ abgeklärt werden. Lediglich bei der Patientin C reicht eine Verlaufskontrolle aus. Der Vergleich zwischen den Aufnahmen der Patientinnen A, B und C zeigt, daß man alleine von der Begrenzung der Raumforderung keine Schlüsse auf die Dignität ziehen kann.

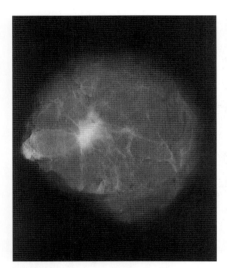

Präparatradiogramm (Patientin D).

41

36- (Patientin A) und 54jährige (Patientin B) Patientinnen.
Sie sehen Aufnahmen der linken Mamma.

Fragen:

- Welche Veränderungen können Sie erkennen?
- Wo liegen die Veränderungen?
- Welche Diagnosen bzw. Differentialdiagnosen würden Sie stellen?

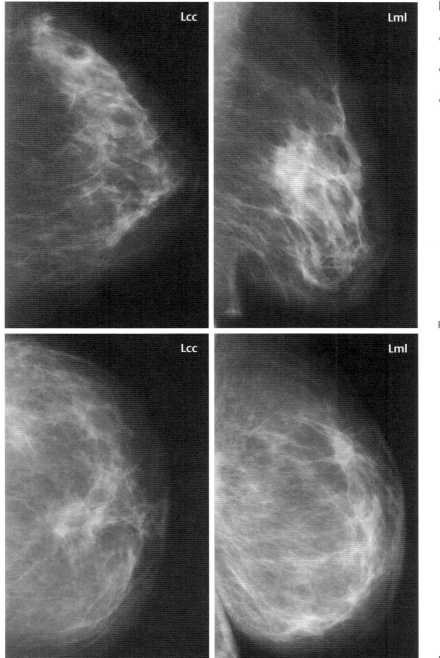

Patientin A

Patientin B

Fall 41

Befund:

Patientin A:
Die kraniokaudale Aufnahme zeigt weit außen einen 1 cm großen sternförmigen Herd mit 2 Mikrokalzifikationen. Der Herd wird in der 2. Ebene durch Parenchym überdeckt. Er liegt im oberen Ausläufer des Parenchyms. Es muß die Verdachtsdiagnose eines kleinen szirrhösen Karzinoms gestellt werden.

Patientin B:
Hier findet sich im Übergang vom äußeren zum inneren oberen Quadranten ein fast 2 cm großer szirrhöser Befund, der keinen sicheren zentralen Tumorschatten aufweist. Einzelne streifige Ausläufer des Befundes ziehen zur Kutis, die verbreitert ist. Alleine vom Bild her ist ein szirrhöses Karzinom trotz des fehlenden zentralen Tumorschattens nicht ausgeschlossen. Bei der Patientin bestand jedoch ein Zustand nach PE und Radiatio vor 2 Jahren wegen eines kleinen szirrhösen Karzinoms. Die Kernspintomographie kann diesbezüglich sehr zuverlässig zwischen Narbe und Rezidiv unterscheiden (fehlende KM-Aufnahme im Verlauf der MR-Serie, nebenstehende Bilder).

Diagnose:

Patientin A:
Duktales Karzinom.
Patientin B:
Narbe nach Operation und Radiatio.

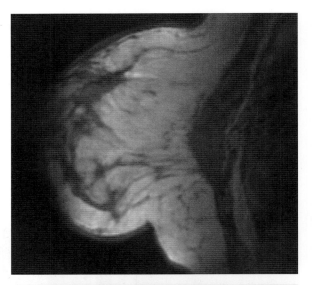
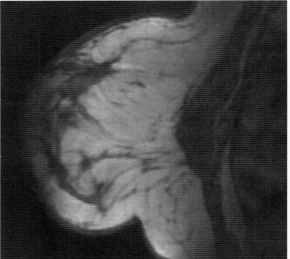
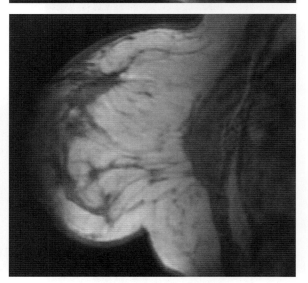

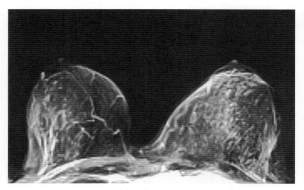

Die Kernspinmammographie (Patientin B) zeigt keine KM-Aufnahme (die Bilder rechts zeigen von oben die native, die frühe und die späte KM-Phase. Links ist eine „MIP" abgebildet: durch die Überprojektion aller Schnitte kann man auf einen Blick erkennen, ob KM-aufnehmende Bereiche vorhanden sind).

42

18- (Patientin A), 62- (Patientin B), 58- (Patientin C) und 55jährige (Patientin D) Patientinnen.
Sie sehen Mammographien von 4 Patientinnen, jeweils nur eine Seite in 2 Ebenen. Alle Patientinnen haben einen Tastbefund.

Fragen:

- Wie würden Sie die Abgrenzbarkeit der einzelnen Herde bezeichnen.
- Gibt es Mikrokalzifikationen?
- Welche weiterführenden Maßnahmen würden Sie vorschlagen?
- Welche Herde halten Sie für malignomsuspekt?

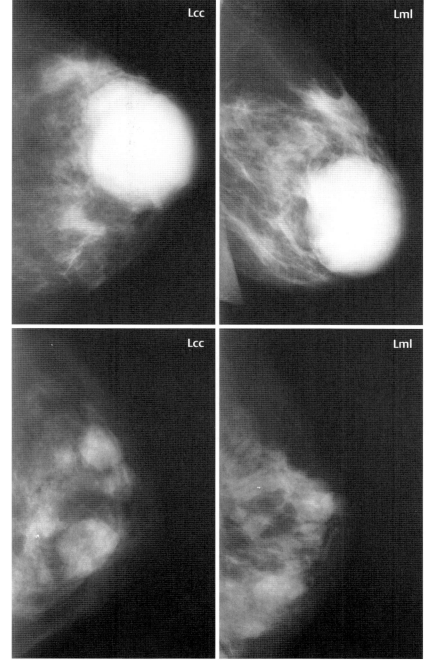

Patientin A

Patientin B

Fall 42

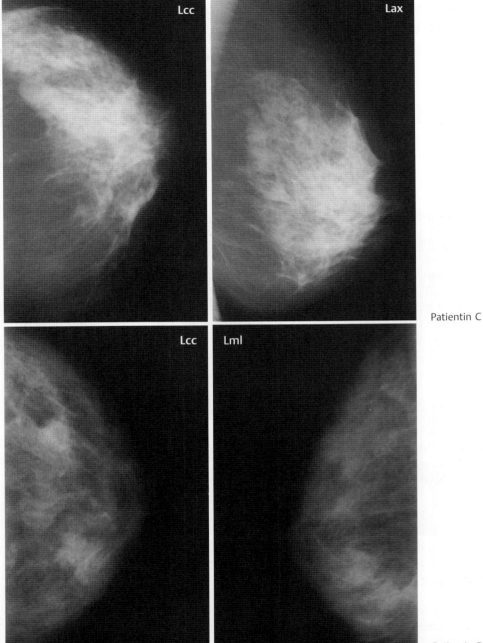

Patientin C

Patientin D

Befund:

- Die Herde sind glatt begrenzt.
  Die Herde bei Patientin A und B weisen zusätzlich ein Halo-Zeichen auf.
  Der sehr dichte und ausgedehnte Drüsenkörper mit kleinfleckiger, netzförmiger Grundstruktur (Mastopathie) macht bei Patientin D, geringer auch bei Patientin C, die Abgrenzbarkeit der Herde schwierig. Die kraniokaudale Aufnahme läßt bei Patientin D einen kleineren Herd im äußeren und einen größeren gelappten Herd im inneren Quadranten erkennen, der sich auf der mediolateralen Aufnahme auf die unteren Quadranten projiziert.
- Mikrokalzifikationen finden sich nicht.
- Bei allen Patientinnen ist zunächst eine Ultraschalluntersuchung der Mamma sinnvoll.

Weiterführende Diagnostik:

Die Sonographie ergab bei Patientin A (Abb. rechts oben), C und D einen soliden Tumor, der relativ homogen sowie glatt und scharf begrenzt war. In keinem Fall fand sich eine dorsale Schallabschwächung.
Patientin B zeigte multiple Zysten mit glatter, normal breiter Zystenwand. Die Patientin wurde anschließend mehrfach punktiert.
Bei Patientin A wurde noch eine präoperative Kernspintomographie durchgeführt, obwohl bereits das Mammographiebild in Verbindung mit dem jugendlichen Alter der Patientin die Diagnose nahelegt. Die Kernspintomographie bestätigte die Diagnose eines Cystosarcoma phylloides.
Bei den Patientinnen C und D läßt sich bezüglich der Dignität aufgrund der Mammographie und der Sonographie keine sichere Diagnose stellen. Hier wäre als nächster Schritt zuerst an die Kernspintomographie zu denken, die bei beiden Patientinnen jedoch nicht durchgeführt wurde. Bei beiden Patientinnen wurde unter der Verdachtsdiagnose eines Fibroadenoms operiert.

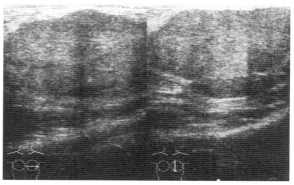

Patientin A: großer, gelappter, echoarmer Tumor ohne dorsale Schallabschwächung.

Kommentar:

Alleine von Struktur und Kontur im Mammographiebefund lassen sich die Herde nicht sicher differenzieren. Sie sind alle glatt und scharf begrenzt. Lediglich das Riesenfibroadenom fällt durch seine Größe auf.

> ### Diagnose:
>
> **Patientin A:** Cystosarcoma phylloides (Riesenfibroadenom).
> **Patientin B:** Multiple unkomplizierte Mammazysten bei Mastopathie.
> **Patientin C:** Fibroadenom.
> **Patientin D:** Multifokales Karzinom, wobei sich im unteren äußeren Quadranten ein 1,7 cm großes muzinöses Karzinom und im unteren inneren Quadranten ein 1,8 cm großes mäßiggradig differenziertes duktales Karzinom fand.

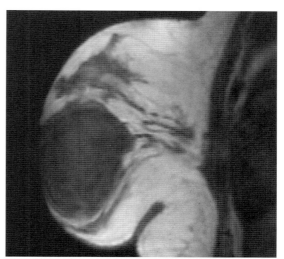

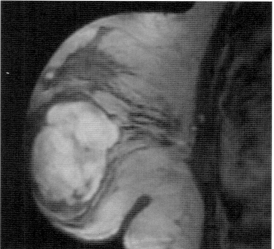

Patientin A: großer, glatt begrenzter, inhomogen stark KM-aufnehmender Tumor.

43

Sie sehen jeweils die rechte Mamma von 4 Patientinnen, bei denen Sie Mikrokalk unterschiedlichster Anordnung finden.

Fragen:

- Welche Art der Verkalkung zeigen die Bilder?
- Geben Sie Kriterien für mögliche Benignität bzw. Malignität an!
- Welche der Veränderungen würden Sie operativ abklären?

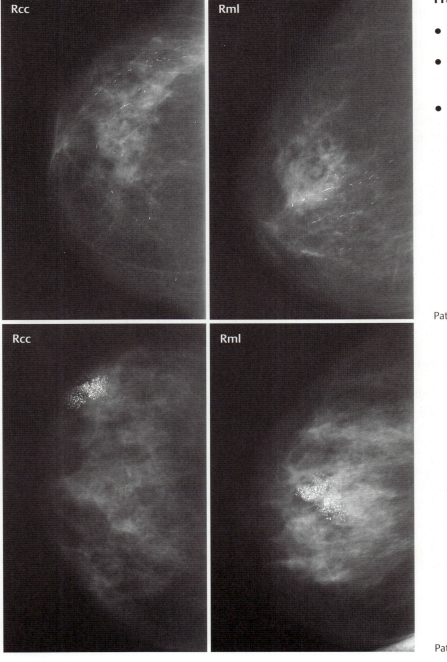

Patientin A

Patientin B

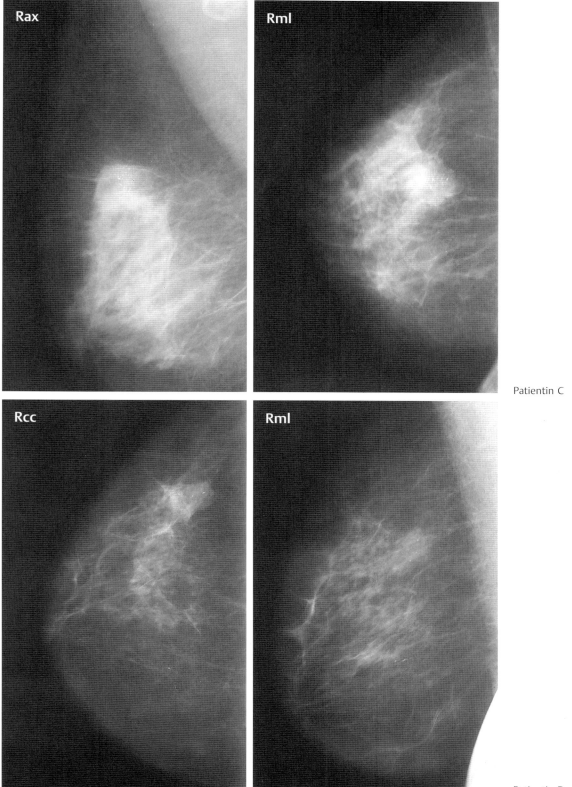

Patientin C

Patientin D

Fall 43

Befund:

Patientin A:
Es finden sich multiple, stecknadelförmige, linienförmige aufgereihte, mamillenwärts angeordnete Verkalkungen, die keine „astförmigen" Konfigurationen aufweisen.

Patientin B:
Das Bild zeigt gruppierte Mikrokalzifikationen, die länglich (kraniokaudale Aufnahme) bzw. dreieckförmig mit Spitze zur Mamille ausgerichtet sind. Die Mikrokalzifikationen zeigen eine ausgeprägte Polymorphie mit teilweise länglichen, wurmförmigen, teilweise gegabelten Verkalkungen. Die Mikrokalzifikationen sind so typisch, daß weitere Untersuchungsmethoden nicht notwendig sind.

Patientin C:
Die Patientin weist polymorphen, nicht gerichteten, gruppierten Mikrokalk auf, der sich in Projektion auf einen polyzyklisch begrenzten, teilweise unscharfen Rundherd befindet. Die axilläre Aufnahme zeigt zumindestens einen über 1 cm großen axillären Lymphknoten.

Patientin D:
Die Mammographie zeigt im oberen äußeren Quadranten einen in wesentlichen Anteilen glatt berandeten gelappten Herd, der zur Mamille hin von Brustdrüsengewebe überlagert ist. Es finden sich 3 Verkalkungen, von denen zumindest 2 kreisrund sind.

Diagnose:

Patientin A:
Plasmazellmastitis.

Patientin B:
Histologisch fand sich ein wenig differenziertes invasives Milchgangkarzinom.

Patientin C:
Mammographisch ergibt sich der Befund eines ca. 2 cm großen Karzinoms im oberen äußeren Quadranten mit axillärer Lymphknotenmetastase. Auch die Histologie ergab ein invasiv wachsendes duktales Mammakarzinom mit Lymphknotenmetastase.

Patientin D:
Der Befund spricht in erster Linie für ein Fibroadenom.

Kommentar:

Die Plasmazellmastitis (Patientin A) ist im gezeigten Fall ein klarer Befund. Die innerhalb der Milchgänge ablaufenden entzündlichen Veränderungen können jedoch auch zu polymorphen und gegabelten Verkalkungen führen, die nicht vom intraduktalen Karzinom zu differenzieren sind.

Die Milchgangkarzinome zeigen sehr häufig (Patientin B) polymorphe, teils länglich, teils dreieckförmig zur Mamille hin gerichtete Verkalkungen. Lediglich das kribröse Milchgangkarzinom zeigt homogenere, rundlichere, ganz feine tüpfelige Kalkkonfigurationen.

Die polymorphe Verkalkung bei Patientin C zeigt keine Ausrichtung, sondern eine Verkalkung in Projektion auf einen Herdbefund. Sowohl die Begutachtung des Herdbefundes (unscharf) als auch die der gruppierten, polymorphen Mikrokalzifikationen spricht für ein Karzinom.

Obwohl bei Patientin D der Befund in erster Linie auf ein Fibroadenom hinweist (glatte Abgrenzbarkeit, gelappter, rundlicher Herd, vereinzelte rundliche Mikrokalzifikationen), sollte eine Klärung des Befundes angestrebt werden. Glücklicherweise fanden sich Voraufnahmen der Patientin, die den Herd vor 2 Jahren identisch zeigten (Abb. unten). Der Befund entspricht damit einem Fibroadenom.

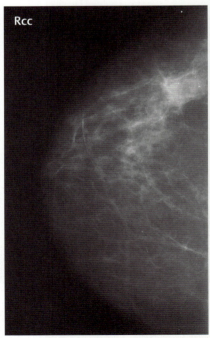

Mammographie von Patientin D: die 2 Jahre zurückliegenden Voraufnahmen zeigen einen identischen Befund.

44

33jährige Patientin.
Bei dieser Patientin war wegen eines tastbaren Knotens von 2 cm Größe eine Mammographie durchgeführt worden. Sie wird von uns mit den Mammographieaufnahmen zur Kernspintomographie überwiesen. Die Kernspintomographie zeigt einen 1 cm großen Herdbefund mit karzinomtypischer KM-Dynamik. Die Operation bestätigt die Diagnose des Mammakarzinoms.

Frage:

- Können Sie das Mammakarzinom auf den Mammographiebildern lokalisieren?

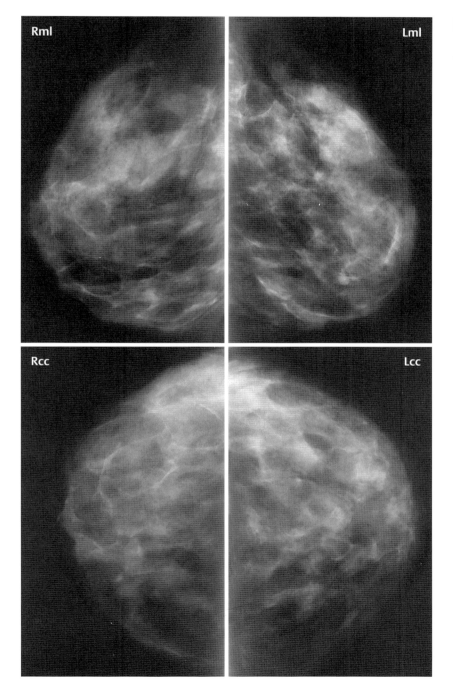

Kommentar:

Fairerweise hätte dies der erste Fall sein müssen. Wenn Sie auf oben außen rechts „getippt" haben, hätten Sie das Buch nicht unbedingt kaufen müssen, denn dann wäre es Ihnen allenfalls zur Selbstbestätigung dienlich gewesen.

Weiterführende Literatur

Barth, V.: Mammographie Intensivkurs und Atlas für Fortgeschrittene. Enke, Stuttgart 1994
Heywang-Köbrunner, S. H., I Schreer: Bildgebende Mammadiagnostik. Thieme, Stuttgart 1996
Hoeffken, W., M. Lanyi: Röntgenuntersuchung der Brust. Thieme, Stuttgart 1973
Lanyi, M.: Diagnostik und Differentialdiagnostik der Mammaverkalkungen. Springer, Berlin 1986
Der Radiologe 5/93: Mammadiagnostik. Springer, Berlin 1993

Sachverzeichnis

A

Adenose, lobäre 56
– sklerosierende 34, 38
Ausgußverkalkung, duktale 26, 30
Ausläufer, radiärer 8, 26, 62, 64, 68
Axilla, Verkalkung 84
Axillarvenenthrombose 54

B

Benignitätszeichen 52
Biopsie 82
Brustdrüsenparenchym, dichtes 12, 14, 80
– diffus feinfleckiges 72
– grobknotiges 12, 14
– Involution 4, 30, 52, 87
– mastopathisch verändertes 76
– symmetrisch angelegtes 2

C

Cancer en Cuirasse 58
Carcinoma in situ, duktales 22, 50
– – – Kernspintomographie 50
Cooper-Ligament, verdicktes 6, 74
Cystosarcoma phylloides 36, 93

D

Doppelkarzinom 77 f.
Duktektasie 30, 40

F

Feinnadelpunktion 82
Fettgewebe, subkutanes 74
Fettgewebsknoten, atraumatischer 46
Fibroadenom 10
– Ausrichtung 52
– Differentialdiagnose 16, 18
– – Gallertkarzinom 20
– Feinnadelpunktion 10, 44
– gelapptes 62
– Halo-Phänomen 10, 24, 44, 62
– Kernspintomographie 16, 44
– Sonographie 16, 44
– Verkalkung 16, 52, 96
Fibroadenome, multiple 87
Fox-Fordyce-Krankheit 84

G

Galaktographie 40 f.
Galaktorrhö 39 f.
Gallertkarzinom 20
Gefäßverkalkung, arterielle 54

H

Halo-Phänomen, Cystosarcoma phylloides 36, 93
– Fibroadenom 10, 24, 44, 62
– Karzinom, medulläres 18
– – schnell wachsendes 44
– Mastopathie 93
Hauteinziehung 5, 25
Hautinfiltration 57, 82

I

Intervallkarzinom 63 f.
– Häufigkeit 65
Involutionsmamma 4

K

Kernspintomographie 12, 14
– Carcinoma in situ, duktales 50
– Cystosarcoma phylloides 36, 93
– Fibroadenom 16, 44
– Malignitätshinweis 68
– Mammakarzinom, duktales 22, 48
– – medulläres 28
– – multilokuläres 26
– – szirrhöses 68
– Mastopathie, fibrozystische 56
– – zystische 72
– Mikrokalkdiagnostik 34
– Papillomatose 40 f.
– Signalintensitätsanstieg 87
– Tumor, langsam KM-aufnehmender 32
Knoten 5
– derber, verschieblicher 15
– retromamillärer 17
– schmerzhafter 71
Komedokarzinom 26
Kutis, verdickte 5

L

Liponekrose 16
Lymphknoten, axillärer, Sonographie 8
– – strahlendichter 6
Lymphknotenmetastase, axilläre 28, 96
– – Darstellung, nuklearmedizinische 60

M

Mamma, leere 4
Mammainvolution 4, 30, 52, 87
Mammakarzinom 32, 97
– Ausläufer, axillärer 6
– – radiärer 8, 62, 64, 68
– Darstellung, nuklearmedizinische 60

– Doppelkarzinom 77 f.
– duktales 22, 24, 90, 93
– – invasiv wachsendes 48
– – Kernspintomographie 22
– – Mikrokalk 96
– – Sonographie 22
– Feinnadelpunktion 82
– Hautinfiltration 6
– Infiltration 69 f.
– inflammatorisches 74
– Kernspintomographie 12, 14, 87
– knotig-szirrhöses 20
– medulläres 18
– – Differentialdiagnose 10, 16
– – Feinnadelpunktion 10
– – Sonographiebefund 18
– – zentral nekrotisches 28
– multifokales 60, 82
– muzinöses 93
– Präparatradiogramm 70, 88
– Schallauslöschung, dorsale 8
– Sonographiebefund 6
– szirrhöses 4, 8, 62
– – Diagnosesicherung 68
– – Differentialdiagnose 90
– – Infiltration 8
– – Präparatradiogramm 88
– – Sonographie 8, 70
– – Sternform 8
– – Tastbefund 70
– – Zellreichtum 8
– übersehenes 64 ff.
– – Ursache 66
Mammazyste 93
– Differentialdiagnose 10
– infizierte 72
– Schallverstärkung, dorsale 12
– Sonographiebefund 12
Mammographie 4
– Bedeutung 82
– Dreifachbegutachtung 66
– Einstelltechnik, falsche 64 f.
– Indikation 80
– Screening 2
– Verdichtung, diffuse 28
– Verfahren, ergänzendes 50
– unauffällige 2
Mastitis, nichtpuerperale 74
Mastopathie 52, 93
– fibröse 77
– fibrozystische, herdförmig proliferierende 54
– grobknotige 12
– Kernspintomographie 14
– kleinknotige 48
– kleinzystische 34
– zystische 12

Sachverzeichnis

Mastopathie, zystische, Kernspintomographie 72
– – Sonographie 72
Metastasierung, axilläre 6
– hämatogene 6
Mikrokalk (s. auch Verkalkung) 8, 62, 86
– Anordnung, azinäre 34
– dreieckförmig ausgerichteter 22, 24, 96
– gruppierter 96
– linienförmiger 96
– maligner 22
– polymorph konfigurierter 22, 26, 68, 96
– stecknadelförmiger 96
– stippchenförmiger 48
– wurmförmiger 96
Milchgang, erweiterter 40
Milchgangkarzinom vom Komedotyp 26
– kribriformes 26, 96
– Mikrokalk 96
– multilokuläres 26
– papilläres 26
Milchgangpapillomatose 40
– Kernspintomographie 40 f.

N

Narbe 32, 62
– Kernspinmammographie 90

O

Ölzyste, verkalkte 46

P

Papillom, intramedulläres 86
– verkalktes 14
– zentrales 40
Plasmazellmastitis 30, 96
Plateauphänomen 5
Positronen-Emissions-Tomographie 14
– Metastasendiagnostik 60
Präparatradiogramm 70, 88
Probeexzision 32

R

Resistenz, teigige 50
Riesenfibradenom s. Cystosarcoma phylloides
Rundschatten 62
– schalenförmig verkalkter 46

S

Schallabschwächung, dorsale 48
– – partielle 50
Schweißdrüse, Verkalkung 84
Sekretion, milchige 29
Sekretzytologie 30
– Milchgangpapillomatose 40
Septierung, bindegewebige 14
Skelettmetastase 6
Sonographie 32
– Carcinoma in situ, duktales 50
– Echomuster, malignomsuspektes 28
– Fibroadenom 16, 44
– Mammakarzinom, duktales 22, 48

– – medulläres 18
– – multilokuläres 28
– – szirrhöses 70
– Mastopathie, zystische 72
– Tumor, gelappter 93
– Zyste 12
Strahlenabsorption, verminderte 74
Strahlentransparenz, verminderte 28, 54

T

Tastbefund, diffuser, kleinknotiger 33
– grobknotiger 11
Tumor, retromamillärer 10
Tumorkernschatten 8, 38

V

Verkalkung (s. auch Mikrokalk), alveoläre 30, 34
– Fibroadenom 10
– grobschollige 14
– intraduktale, Differentialdiagnose 34
– komedoähnliche 34
– kreisrunde 96
– perimamilläre 84
– rundliche 34
– schalenförmige 46
– subkutane 84
Verschattung, sternförmige 8

Z

Zelldetritus 40

Bücher, die für Durchblick sorgen:

Taschenatlas der Schnittbildanatomie
Möller/Reif

Die anatomischen Details der Schnittbilddiagnostik komprimiert und prägnant. Vierfarbige Zeichnungen ordnen Sie direkt dem Originalbefund zu.

Band 1:
Kopf, Hals, Wirbelsäule, Gelenke
Neu in der 2. Auflage:
- MR-Angiographie und koronare Schnittführung beim Schädel-CT
- CT- und MRT-Aufnahmen qualitativ und technisch up to date

2. A. 1997. 268 S., 400 Abb., DM 58,–
ISBN 3 13 799202 8

Band 2: Thorax, Abdomen, Becken
1993. 245 S., 450 Abb., DM 59,–
ISBN 3 13 110901 0

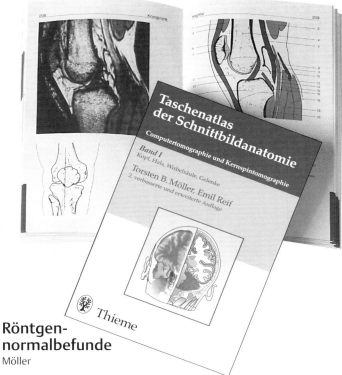

Röntgennormalbefunde
Möller

2. A. 1996. 280 S., 190 Abb.,
<flex. TB> DM 49,80
ISBN 3 13 700902 2

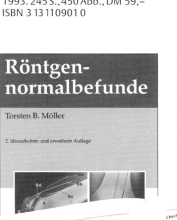

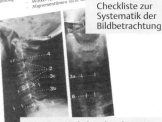

- Klassische Normalbefunde aller Röntgenaufnahmentechniken einschließlich KM-Untersuchungen
- Zu jeder Aufnahme eine übersichtliche Checkliste zur Systematik der Bildbetrachtung
- Maße, Winkel und andere Kriterien des Normalen direkt in die Aufnahmen eingezeichnet. Plus Zusammenfassung, Erklärung und Bewertung.

Taschenatlas der Röntgenanatomie
Möller/Reif

Den verschiedenen Untersuchungen aus der konventionellen Röntgendiagnostik ist jeweils ein exemplarisches Röntgenbild zugeordnet. Diesem Röntgenbild wird eine **klar gegliederte Zeichnung** gegenübergestellt!

1991. 354 S., 348 Abb., <flex. TB>
ISBN 3 13 762701 X   DM 52,–

Taschenatlas Einstelltechnik
Möller/Reif

Alle Einstelltechniken inkl. KM-Untersuchungen:
- jeweils auf einer Doppelseite gegenübergestellt:
  - Röntgenbild und zweifarbige Zeichnung
  - Technische Daten, Einstellungen, Fehlermöglichkeiten

Besonderes Plus:
- CT- und MRT-Untersuchungen
- Tips und Tricks der Einstelltechniken

... und das alles zu einem **günstigen Preis!**

1995. 286 S., zweifarbig, 405 Abb.,
<flex.TB>   ISBN 3 13 101781 3   DM 49,80

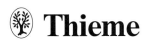

Thieme